Mohamed Gamal Elshawa

Ticagrelor versus Clopidogrel na prevenção de ausência de refluxo

Mohamed Gamal Elshawa

Ticagrelor versus Clopidogrel na prevenção de ausência de refluxo

após 1ry PCI em pacientes diabéticos com STEMI

ScienciaScripts

Imprint

Cover image: www.ingimage.com

This book is a translation from the original published under ISBN 978-620-8-06421-1.

Publisher:
Sciencia Scripts
is a trademark of
Dodo Books Indian Ocean Ltd. and OmniScriptum S.R.L publishing group

120 High Road, East Finchley, London, N2 9ED, United Kingdom
Str. Armeneasca 28/1, office 1, Chisinau MD-2012, Republic of Moldova, Europe
Printed at: see last page
ISBN: 978-620-8-24018-9

Conteúdo

Agradecimentos

Antes de mais, sinto-me sempre em dívida para com ALLAH, o Mais Bondoso e Misericordioso.

Dr. Wagdy Abdel Hamid Galal, *Professor de Cardiologia, Faculdade de Medicina - Universidade de Ain Shams, pela sua orientação, supervisão amável, conselhos valiosos e encorajamento contínuo, que tornaram possível a conclusão deste trabalho.*

Tenho também o prazer de expressar a minha profunda gratidão e agradecimento ao ***Prof. Dr. Mohamed Atef Hamza Hassan,*** *professor de Cardiologia da Faculdade de Medicina da Universidade de Ain Shams, pelo seu cuidado amável, supervisão contínua, instruções valiosas, ajuda constante e grande assistência ao longo deste trabalho.*

Estou profundamente grato ao ***Dr-. Moustafa Mohamed AbdElmonaem,*** *Professor de Cardiologia, Faculdade de Medicina - Universidade Ain Shams, pela sua grande ajuda, participação ativa e orientação.*

Gostaria de expressar os meus sinceros agradecimentos a toda a minha família pelo seu apoio até à conclusão deste trabalho.

Por último, mas não menos importante, os meus sinceros agradecimentos e apreço a todos os doentes que participaram neste estudo.

Mohamed Gamal Elshawa

Introdução

A nível mundial, a doença cardíaca isquémica é a causa de morte mais comum e a sua frequência está a aumentar, sendo responsável por 20% de todas as mortes no mundo. O enfarte do miocárdio com supradesnivelamento do segmento ST (STEMI) é uma das principais causas de morbilidade e mortalidade em doentes com doença cardíaca isquémica. Os doentes com enfarte do miocárdio com supradesnivelamento do segmento ST correm um risco elevado de complicações e de maus resultados, incluindo a morte. Todos os doentes com EAMCST devem ser submetidos a uma estratificação precoce do risco logo após a admissão ***(Stone e Peterson, 2002).***

A revascularização precoce com intervenção coronária percutânea primária (ICPp) após enfarte agudo do miocárdio com supradesnivelamento do segmento ST (STEMI) está associada a melhores resultados e a um aumento da sobrevivência ***(Morishima et al., 2000).*** A ICPP restaura a perfusão tecidular do miocárdio com sucesso em mais de 90% dos doentes, mas existe uma pequena proporção de doentes que continua a apresentar um comprometimento evidente da reperfusão do miocárdio, apesar da abertura bem sucedida da artéria epicárdica relacionada com o enfarte (AEI). Este fenómeno é designado por noreflow, que se deve em grande parte a uma obstrução microvascular (MVO) grave ***(Leonarda Galiuto et al., 2006).***

O fenómeno de no-reflow, definido como a reperfusão incompleta a nível microvascular apesar da patência adequada da artéria ocluída, continua a ser uma limitação importante do procedimento, que se associa a maior dimensão do enfarte, pior recuperação funcional, maior incidência de complicações e aumento da mortalidade e morbilidade precoce e tardia em doentes com EAMCST ***(Lee e Tse, 2010; Galasso et al., 2014).***

Os mecanismos fisiopatológicos do fenómeno de não-refluxo ainda não foram totalmente compreendidos e a sua etiologia parece ser multifatorial. Estes factores incluem danos endoteliais isquémicos, stress oxidativo, leucócitos microvasculares e obstrução plaquetária, e interações complexas entre leucócitos e plaquetas induzidas pelo processo inflamatório ***(Smith e Masoudi, 2008; Karatas et al., 2016).***

Objetivo do trabalho

Para comparar os efeitos da dose de carga de
Ticagrelor ou clopidogrel em doentes diabéticos com EAMCST submetidos a intervenção coronária percutânea primária para prevenção de ausência de refluxo.

Capítulo 1

ELEVAÇÃO DO SEGMENTO S-T
ENFARTE DO MIOCÁRDIO (STEMI)

Um enfarte do miocárdio (IM) de acordo com a definição universal de IM de 4th é definido como a presença de evidência de lesão miocárdica (definida como aumento ou diminuição das troponinas cardíacas com pelo menos um valor superior ao limite superior de referência do percentil 99th), com manifestações clínicas de isquemia miocárdica ***(Thygesen et al., 2018)***.

Epidemiologia:

A doença cardíaca isquémica é a causa mais comum de mortalidade em todo o mundo ***(Townsend et al., 2016).*** Para efeitos de terapia de reperfusão, os doentes com elevação do segmento ST, pelo menos em 2 derivações contíguas, são diagnosticados como enfarte do miocárdio com elevação do segmento ST (STEMI). Entretanto, os doentes sem supradesnivelamento do segmento ST são considerados como tendo um enfarte sem supradesnivelamento do segmento ST (NSTEMI) ***(Roffi et al., 2016).***

O STEMI é mais comum em pessoas mais jovens do que em pessoas mais velhas e em homens do que em mulheres ***(McManus et al., 2011).*** A mortalidade em doentes com EAMCST é afetada pela idade avançada, história de enfarte, diabetes mellitus, insuficiência renal, fração de ejeção do ventrículo esquerdo (FEVE), número de coronárias doentes, tempo de tratamento e estratégia de tratamento. Terapia de reperfusão após IAMCST com o uso crescente de intervenção coronária percutânea primária
(ICP), a nova terapia antitrombótica e a prevenção secundária fizeram com que a incidência de mortalidade aguda e a longo prazo diminuísse. A mortalidade nos países europeus situa-se entre 4 e 12% durante a admissão e a mortalidade a 1 ano é de cerca de 10% ***(Pedersen et al., 2014).***

A mortalidade devida a doenças cardiovasculares (DCV) no Egito é uma das mais elevadas em comparação com outros países da região e do mundo. Foi realizado um grande estudo multicêntrico no Egito, no qual mais de 10 centros de ICP se inscreveram no registo para avaliar os padrões de gestão do STEMI tipicamente aplicados na prática egípcia. O estudo mostrou um aumento significativo da incidência de apresentação tardia do STEMI ao primeiro contacto médico, apresentação própria em vez de apresentação por serviços de emergência médica (EMS). Apenas quase metade dos casos recebeu terapia de reperfusão ***(Shaheen et al., 2020).***

Etiologia:

Um enfarte do miocárdio com elevação de ST ocorre devido à oclusão de uma ou mais artérias coronárias que fornecem sangue ao coração. A causa desta interrupção abrupta do fluxo sanguíneo é normalmente a rutura, erosão, fissuração ou dissecção da placa das artérias coronárias que resulta num trombo obstrutivo. Os principais factores de risco para o enfarte do miocárdio com elevação do segmento ST são a dislipidemia, a diabetes mellitus, a hipertensão arterial, o tabagismo e a história familiar de doença arterial coronária prematura ***(Canto et al., 2011)***

O enfarte do miocárdio em geral pode ser classificado de enfarte do miocárdio de tipo 1 a tipo 5 com base na etiologia e na patogénese. O enfarte do miocárdio de tipo 1 deve-se a uma lesão coronária aguda aterotrombótica do miocárdio com rutura da placa. A maioria dos doentes com enfarte do miocárdio com supradesnivelamento do segmento ST (STEMI) e muitos com enfarte do miocárdio sem supradesnivelamento do segmento ST (NSTEMI) pertencem a esta categoria. O enfarte do miocárdio tipo 2 é o tipo mais comum de enfarte do miocárdio encontrado em contextos clínicos em que existe um desfasamento entre a procura e a oferta que resulta em isquemia do miocárdio. Este desfasamento entre a procura e a oferta pode dever-se a múltiplas razões, incluindo, mas não se limitando, à presença de uma obstrução coronária fixa e estável, taquicardia, hipoxia ou stress. No entanto, a presença de obstrução coronária fixa não é necessária. Outras etiologias potenciais incluem vasoespasmo coronário, embolia coronária e dissecção espontânea da artéria coronária (SCAD). Os doentes com morte súbita cardíaca que sucumbem antes de qualquer elevação da troponina constituem o enfarte do miocárdio de tipo 3. Os enfartes dos tipos 4 e 5 estão relacionados com procedimentos de revascularização coronária, como a intervenção coronária percutânea (ICP) ou a cirurgia de revascularização do miocárdio (CABG) ***(Mozaffarian et al., 2016).***

Diagnóstico de STEMI

A elevação do segmento ST é considerada significativa quando pelo menos 2 derivações contíguas com elevação do segmento ST > 2,5 mm em homens < 40 anos, > 2 mm em homens > 40 anos, ou > 1,5 mm em mulheres nas derivações V2-V3 e/ou > 1 mm em outras derivações, na ausência de hipertrofia ventricular esquerda ou bloqueio de ramo esquerdo LBBB ***(Thygesen et al., 2018).***

Em doentes com enfarte inferior, recomenda-se o registo das derivações precordiais direitas (V3R e V4R), para identificar enfarte concomitante do ventrículo direito (VD). Da mesma forma, a depressão do segmento ST nas derivações V1-V_3 sugere IM, e a confirmação por elevação concomitante do segmento ST > 0,5 mm registada nas derivações posteriores V7-V9 deve ser considerada para diagnosticar IM posterior ***(Thygesen et al., 2018).***

Tratamento e gestão:

Após o diagnóstico de enfarte agudo do miocárdio com elevação do segmento ST, deve ser obtido acesso intravenoso e iniciada a monitorização cardíaca. Os doentes hipoxémicos ou em risco de hipoxemia beneficiam da oxigenoterapia; no entanto, estudos recentes mostram possíveis efeitos deletérios em doentes com saturação normal. Os doentes devem ser submetidos a intervenção coronária percutânea (ICP) no prazo de 90 minutos após a sua apresentação num hospital com capacidade para ICP ou no prazo de 120 minutos se for necessária a transferência para um hospital com capacidade para ICP. Se a ICP não for possível nos primeiros 120 minutos após o primeiro contacto médico, a terapia de fibrinólise deve ser iniciada nos 30 minutos seguintes à chegada do doente ao hospital. É importante excluir condições que possam imitar uma síndrome coronária aguda, como a dissecção aguda da aorta ou a embolia pulmonar aguda ***(Hofmann et al., 2017).***

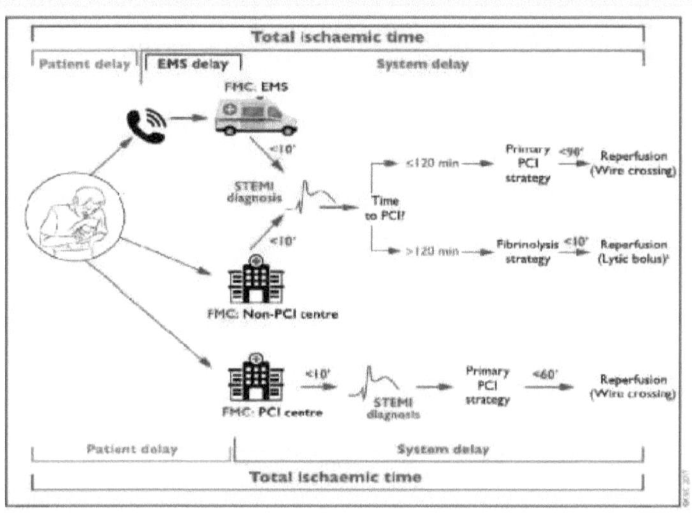

Figura (1): Fluxograma proposto pela ESC na gestão de pacientes com STEMI com base no tempo isquémico total ***(Ibanez et al., 2018)***

Aspectos processuais da cirurgia percutânea primária

<u>Intervenção coronária:</u>

Via de acesso:

Nos últimos anos, vários estudos forneceram evidências robustas a favor da abordagem radial como o local de acesso padrão em pacientes com síndrome coronariana aguda (SCA) submetidos à ICP primária por operadores radiais experientes. O acesso radial foi associado a um menor risco de hemorragia no local de acesso, complicações vasculares e necessidade de transfusão. É importante ressaltar que houve um benefício significativo na mortalidade dos pacientes alocados para o acesso radial

Papel das plaquetas no STEMI

As plaquetas desempenham um papel crucial na patogénese das síndromes coronárias agudas (SCA) ***(Sezgin et al., 2003).*** Inicialmente, as plaquetas, no local da rutura da placa, agregam-se para formar um trombo rico em plaquetas, que começa a projetar-se para o lúmen. De seguida, uma rede de fibrina aprisiona uma grande quantidade de hemácias e células inflamatórias, pelo que o trombo cresce e forma um trombo rico em hemácias, que pode ocluir o vaso, parcial ou totalmente ***(Furie e Furie, 2008).***

A ativação das plaquetas em resposta ao Di-fosfato de Adenosina (ADP) desencadeia a libertação de grânulos densos de plaquetas, que também contêm ADP. O ADP libertado tem efeitos autócrinos e parácrinos. Os efeitos autócrinos ampliam a resposta da plaqueta activada, enquanto os efeitos parácrinos estimulam outras plaquetas ***(Gachet, 2012).*** A ativação plaquetária amplificada pelo recetor P2Y12 tem um papel fundamental na amplificação da resposta das plaquetas a outros agonistas ***(Storey et al., 2000).***

Os inibidores do P2Y12 podem inibir a resposta das plaquetas ao ADP e a outros agonistas, inibindo uma via de amplificação central ***(Storey et al. 2000).*** Além disso, os inibidores P2Y12 reduzem a inflamação sistémica e diminuem os marcadores inflamatórios durante a SCA, o que pode contribuir para o seu benefício clínico ***(Thomas et al., 2015).***

Os pacientes submetidos a ICP primária devem receber terapia antiplaquetária dupla (DAPT), uma combinação de aspirina e um inibidor de P2Y12, e um anticoagulante parenteral ***(Koul et al., 2011).***

Inibição das plaquetas:

Os pacientes submetidos a ICP primária devem receber terapia antiplaquetária dupla (DAPT), uma combinação de aspirina e um inibidor P2Y12, e um anticoagulante parenteral. A aspirina pode ser administrada por via oral, incluindo mastigação, ou intravenosa para garantir a inibição completa da agregação plaquetária dependente de tromboxano A2. A dose oral de aspirina simples (formulação sem revestimento entérico) deve ser preferencialmente de 150-300 mg.

Os inibidores P2Y12 preferidos são o prasugrel [60 mg em dose de carga e 10 mg em dose de manutenção uma vez por dia por via oral (p.o.)] ou o ticagrelor (180 mg em dose de carga p.o. e 90 mg em dose de manutenção duas vezes por dia).

Estes medicamentos têm um início de ação mais rápido, maior potência e são superiores ao clopidogrel em termos de resultados clínicos ***(Wiviott et al., 2007).***

O prasugrel está contraindicado em doentes com AVC/ataque

isquémico transitório prévio, e a sua utilização não é geralmente recomendada em doentes com idade superior a 75 anos ou em doentes com peso corporal inferior (<60 kg), uma vez que não foi associado a um benefício clínico líquido nestes subgrupos. Caso o prasugrel seja utilizado nestes doentes, é administrada uma dose reduzida (5 mg) ***(Wiviott et al., 2007).***

Quando nenhum destes agentes estiver disponível (ou se estiverem contra-indicados), deve ser administrado Clopidogrel 600 mg p.o.

A utilização pré-hospitalar de rotina a montante da glicoproteína (GP) IIb/IIIa.

Não foi demonstrado que os inibidores antes da ICP primária ofereçam um benefício e aumentam o risco de hemorragia em comparação com o uso de rotina no laboratório de cateterismo ***(Ellis et al., 2008).***

A utilização processual de abciximab mais heparina não fraccionada (HNF) não mostrou qualquer benefício em comparação com a bivalirudina ***(Stone et al., 2008).***

A utilização de inibidores da GP IIb/IIIa como terapêutica de resgate em caso de evidência angiográfica de um trombo de grandes dimensões, de refluxo lento ou nulo e de outras complicações trombóticas é razoável, embora esta estratégia não tenha sido testada num ensaio aleatório. Em geral, não há evidências que recomendem o uso rotineiro de inibidores da GP IIb/IIIa na ICP primária. A administração intracoronária de inibidores da GP IIb/IIIa não é superior ao seu uso intravenoso ***(Friedland et al., 2011).***

Anticoagulação:

As opções anticoagulantes para ICP primária incluem HNF, enoxaparina e bivalirudina. Recomenda-se o uso rotineiro de HNF. As doses de antiplaquetários e anticoagulação usadas em pacientes com ICPP estão ilustradas na **Tabela (1).**

Tabela (1): Doses de antiplaquetários e anticoagulação utilizadas em pacientes com ICPP ***(Ibanez et al., 2018)***

Agente	Função renal normal e estágio 1-3 CKD (eGFR r3O mL/min/1,73 m)[3]	DRC fase 4 (eGFR 15 a <30 mL/min/1,73 m)[2]	DRC fase 5 (eGFR <15 mL/min/1,73 m

			)[3]
Aspirina	Dose de carga de 150 300 mg por via oral seguida de uma dose de manutenção *de* 75-100 mg/dia	Sem ajuste de dose	Sem ajuste de dose
Clopidogrel	Dose de carga de 300-600 mg por via oral seguida de 75 mg/dia	Sem ajuste de dose	Não existem informações disponíveis
Ticagrelor	Dose de carga de 180 mg por via oral seguida de 90 mg duas vezes por dia	Sem ajuste de dose	Não recomendado
Prasugrel	Dose de carga de 60 mg por via oral seguida de 10 mg/dia	Sem ajuste de dose	Não recomendado
Enoxaparina	1 mg/kg s.c. duas vezes por dia, 0,75 mg/kg s.c. duas vezes por dia em doentes com >75 anos de idade	1 mg/kg s.c. uma vez por dia	Não recomendado
UFH	Antes da *angiografia coronária:* Bolus 60-70 lU/kg i.v. (máximo 5000 UI) e perfusão (12-15 lU/kg/hora, máximo 1000 lU/hora), aPTT alvo 1,5-2,5 x controlo Durante a *PCI:* 70-100 UI/kg i.v. (50-70 UI/kg se concomitante com Inibidores da GP llb/llla)	Sem ajuste de dose	Sem ajuste de dose
Fondaparinux	2,5 mg s.c. uma vez por dia	Não recomendado se eGFR <20 mL/min/1,73 m^2 ou diálise	Não recomendado
Bivalirudina	Bolus 0,75 mg/kg i.v., perfusão 1,75 mg/kg/hora *Se eGFR >30 e s60 mL/min/1,73m² reduzir a dose de perfusão para 1,4 mg/kg/hora*	Não recomendado	Não recomendado
Abciximab	Bolus de 0,25 mg/kg i.v. seguido de uma perfusão de 0,125 pg/kg/min (máximo 10 pg/min)	Consideração cuidadosa do risco de hemorragia	Consideração cuidadosa do risco de hemorragia
Eptifibatide	Bolus* de 180 pg/kg i.v. seguido de uma perfusão de 2,0 pg/kg/min durante um máximo de 18 horas Se eGFR <50 mL/min/1,73 m[1] reduzir a dose de perfusão para 1,0 pg/kg/min	Não recomendado	Não recomendado
Tirofiban	Bolus 25 pg/kg i.v.seguido de 0,15 pg/kg/min	Reduzir a corrida de infusão para 50%	Não recomendado

Stenting em PPCI:

O stent coronário é a técnica de eleição durante a ICP primária. Em comparação com a angioplastia com balão, o stent está associado a um menor risco de reinfarto e revascularização do vaso alvo, mas não está associado a uma redução na taxa de mortalidade ***(Nordmann et al.,***

2004)

Na ICP primária, os stents farmacológicos (DES) reduzem o risco de revascularização repetida do vaso alvo em comparação com os BMS ***(Kastrati et al., 2004)***. Uma das desvantagens da nova geração de SF era a duração da terapia antiplaquetária, que continuava a representar um problema em populações com elevado risco de hemorragia e fazia com que os BMS continuassem a ser uma escolha em cardiologia de intervenção. Este papel foi minimizado com a introdução da nova geração de DES, na qual a duração da DAPT foi reduzida para 3 meses em pacientes com SCA ***(Lee e de la Torre Hernandez, 2018).***

Capítulo 2

INIBIDORES DE P2Y12

Clopidogril

O clopidogrel é um pró-fármaco que requer oxidação pelo sistema hepático do citocromo P450 (CYP450) para gerar um metabolito ativo. Cerca de 85% do pró-fármaco é hidrolisado por esterases para uma forma inativa, ficando apenas 15% do clopidogrel disponível para ser transformado em metabolito ativo, que inativa selectiva e irreversivelmente os receptores P2Y12 ***(Savi et al., 2001).***

A terapêutica antiplaquetária dupla (DAPT); aspirina e clopidogrel, reduziu os eventos isquémicos recorrentes no contexto de SCAs NSTE em comparação com a aspirina isolada ***(Yusuf et al., 2001).*** No entanto, cerca de 10% dos doentes tratados com DAPT têm isquemia recorrente no primeiro ano após uma SCA, e trombose do stent até 2% ***(Parodi et al., 2011).*** O aumento do risco de isquémia e hemorragia nos hipo e hiper-respondedores ao clopidogrel, respetivamente, pode dever-se à variabilidade interindividual da resposta ao fármaco de acordo com a farmacodinâmica e a farmacocinética ***(Hochholzer et al., 2006).*** Os polimorfismos de genes-chave estão envolvidos, tanto na variabilidade da produção de metabolitos activos como na eficácia clínica do clopidogrel ***(Cayla et al., 2011).***

Ticagrilor:

O ticagrelor é um inibidor oral reversível do P2Y12. A sua semi-vida plasmática é de 6-12 h. O ticagrelor também inibe o transportador de adenosina ENT-1, levando a um aumento da adenosina extracelular, com consequente aumento da adenosina endógena. Isto leva à vasodilatação através de vias dependentes e independentes do óxido nítrico ***(Headrick e Lasley, 2009).***

Em comparação com o clopidogrel, o ticagrelor tem uma ação mais rápida e profunda, com uma compensação mais rápida e uma recuperação mais rápida das funções plaquetárias. Aumenta os níveis de fármacos metabolizados através do CYP3A, como a sinvastatina, enquanto os inibidores moderados do CYP3A, como o diltiazem, aumentam os níveis plasmáticos do ticagrelor, o que pode atrasar o seu efeito de compensação ***(Gurbel, et al., 2009).***

No estudo PLATO (PLATELET inhibition and patient Outcomes), 18624 pacientes com SCAsSST ou IAMCSST de risco moderado a alto foram randomizados para receber uma dose de ataque de 300 a 600 mg de clopidogrel, seguida de 75 mg/dia, ou uma dose de ataque de 180 mg de ticagrelor, seguida de 90 mg duas vezes/dia. Os doentes submetidos a ICP receberam uma dose de carga extra-cega de 300 mg de clopidogrel (dose de carga total = 600 mg) ou o seu placebo. O tratamento continuou por uma duração média de 9 meses. No subgrupo de SCAs NSTE, o desfecho primário de eficácia composto (morte por causas CV, IM ou AVC) foi reduzido significativamente com ticagrelor em comparação com clopidogrel [10,0% vs. 12,3%; HR 0,83 (IC 95% 0,74, 0.93), *P* = 0,0013], com reduções semelhantes para morte CV [3,7% vs. 4,9%; HR 0,77 (IC 95% 0,64, 0,93), *P* = 0,0070] e mortalidade por todas as causas [4,3% vs. 5,8%; HR 0,76 (IC 95% 0,64, 0,90), *P* = 0,0020] ***(Wallentin et al, 2009).***

Prasugrel

O prasugrel é um pró-fármaco que bloqueia os receptores P2Y12 de forma irreversível. Tem um início rápido e um efeito inibitório profundo. Foi comparado com o clopidogrel no estudo (TRITON-TIMI 38), no qual os pacientes com SCA receberam os medicamentos durante ou após a ICP ***(Wiviott et al., 2007).*** De Servi et al. analisaram os resultados do estudo (TRITON-TIMI 38). Verificaram que nos pacientes com SCAsSST tratados com prasugrel, os eventos cardiovasculares recorrentes foram reduzidos de 11,2% para 9,3%; no seguimento de 15 meses, e o IM foi significativamente reduzido de 9,2% para 7,1%. As hemorragias graves foram mais frequentes com o prasugrel, especialmente as hemorragias espontâneas e fatais. Os eventos hemorrágicos aumentaram mais de quatro vezes nos pacientes tratados com prasugrel que foram encaminhados para revascularização miocárdica precoce ***(De Servi et al., 2014).***

Devido à redução acentuada da trombose de stent definitiva ou provável encontrada no ensaio TRITON-TIMI 38, o prasugrel deve

ser considerado em doentes com trombose de stent ***(Pena et al., 2009).***
O prasugrel está contraindicado em doentes com acidente vascular cerebral prévio, bem como em doentes com idade superior a 75 anos ou com baixo peso corporal (<60 kg) ***(Wiviott et al., 2007).***
O Cangrelor é um inibidor intravenoso reversível do P2Y12, com elevada afinidade e semi-vida curta. Este facto permite a sua utilização peri-procedimento em perfusão, uma vez que não necessita de conversão de metabolitos e pode ser utilizado em doentes incapazes de absorver agentes orais ***(Angiolillo e Capranzano, 2008).*** Ao contrário do ticagrelor, o cangrelor não inibe a ENT-1. No entanto, o seu principal metabolito inibe a ENT-1, provocando uma fraca inibição da captação de adenosina ***(Armstrong et al., 2014).***

Risco de hemorragia com antiplaquetas:

O risco de hemorragia para o estudo foi calculado utilizando a pontuação de risco de hemorragia CRUSADE (Can Rapid Risk Stratification of Unstable Angina Patients Suppress Adverse Outcomes with Early Implementation of the American College of Cardiology/ American Heart Association Guidelines), utilizando a soma das pontuações ponderadas dos valores clínicos e laboratoriais na admissão (www. crusadebleedingscore. org). Os pacientes foram estratificados em quintis de risco com base no escore CRUSADE: <20 (muito baixo), 21-30 (baixo), 31-40 (moderado), 41-50 (alto) e >50 (muito alto) ***(Subherwal et al., 2009).***
Qualquer hemorragia foi definida como uma complicação hemorrágica registada pelo cardiologista responsável pelo tratamento.
A hemorragia grave foi definida como uma hemorragia significativa e acionável de acordo com a definição de hemorragia padronizada BARC 3-5 (Bleeding Academic Research Consortium, grau 3-5) ***(Mehran et al., 2011).***
Evento hemorrágico BARC 3-5, subcategorizado como tendo ocorrido no hospital, após a alta, ou relacionado com o procedimento.
São apresentadas as localizações das hemorragias, definidas como gastrointestinais, intracranianas, urogenitais, de procedimentos ou outras

Comparação entre diferentes inibidores de P2Y12:

Tabela (2): Comparação entre diferentes inibidores de P2Y12

	Clopidogrel	Prasugrel	Ticagrelor	Cangrelor
Classe química	Tienopiridina	Tienopiridina	Ciclopentil triazolo= pirimidina	Análogo do trifosfato de adenosina
Via de administração	Oral	oral	oral	intravenoso
Dosagem padrão:				
Dose de carga	300 - 600 mg	60 mg	180 mg	30ug/kg em bolus
Dose de manutenção	75 mg ou 150 mg uma vez	10 mg ou 5 mg uma vez	90 mg duas vezes por dia	4 ug/kg/min infusão
Prodrug	Sim	sim	não	não
Ligação do recetor P2Y12	Irreversível	irreversível	reversível	reversível
Início do efeito antiplaquetário	2 - 6 horas	30 minutos	30 minutos	2 minutos
Compensação do efeito antiplaquetário	3 - 10 dias	5 - 10 dias	3 - 4 dias	1 - 2 horas
Retirada recomendada antes da cirurgia	5 dias	7 dias	3 dias	1 hora

Capítulo 3

SEM REFLOW

O fenómeno **CNR** (Coronary Artery No Reflow) tem continuado a prejudicar os resultados da intervenção coronária percutânea.

A incidência de no-reflow ainda é alta, cerca de 32% ***(Rezkalla SH et al., 2010)***. O no reflow coronário CNR está associado a necrose miocárdica mais extensa, pior contratilidade segmentar e global do ventrículo esquerdo, arritmias malignas e aumento da mortalidade ***(Morishima et al., 2000).***

A ausência de refluxo é definida como: Redução do fluxo sanguíneo coronário e da perfusão miocárdica apesar da terapia de reperfusão com ICP durante o IM agudo sem obstrução evidente no vaso culpado ***(Rezkallah et al., 2017).*** O fluxo sanguíneo coronário é avaliado utilizando o sistema de classificação de fluxo **Thrombolysis In Myocardial Infarction risk score (TIMI)**:

TIMI 0 = Sem fluxo de grau anterior para além do ponto de oclusão.

TIMI 1 = Fluxo fraco de grau anterior para além do ponto de oclusão com preenchimento incompleto do leito vascular distal.

TIMI 2 = Fluxo ante-grade retardado ou lento com enchimento completo dos leitos vasculares distais.

TIMI 3 = Fluxo normal com preenchimento completo do leito vascular distal ***(Gibson et al., 1999)***.

A obstrução microvascular (MVO) é um termo introduzido de forma mais ampla e prática. É **diagnosticada** imediatamente após a ICP quando o fluxo TIMI angiográfico pós-procedimento é < 3, ou se o fluxo TIMI é 3 e o grau de blush miocárdico (MBG) é 0 ou 1, ou quando a resolução do ST é <70% dentro de 60-90 minutos após o procedimento.

<u>O grau de rubor do miocárdio é definido como:</u>

MBG 0 = Sem rubor miocárdico ou densidade de contraste.

MBG 1 = Mínimo rubor miocárdico ou densidade de contraste.

MBG 2 = Densidade de contraste ou blush miocárdico moderado, mas inferior ao obtido durante a angiografia de uma artéria coronária contralateral ou ipsi-lateral não relacionada com o enfarte.

MBG 3 = Densidade de contraste ou blush miocárdico normal, comparável à obtida durante a angiografia de uma artéria coronária contralateral ou ipsilateral não relacionada com o enfarte ***(Van't Hof et al., 1998)***.

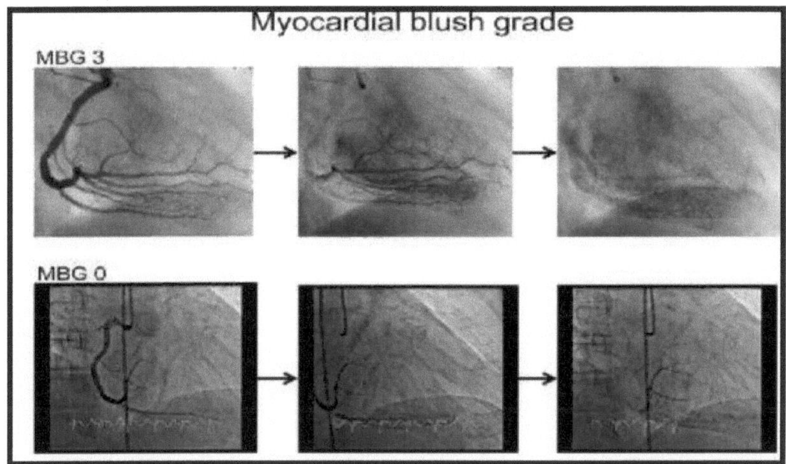

Figura (2): As imagens de cima mostram a ACD com fluxo TIMI III e MBG 3, enquanto as imagens de baixo mostram a ACD com fluxo TIMI III e MBG 0.

Outras técnicas não invasivas para diagnosticar o MVO são o realce tardio com gadolínio (LGE), a CMR (o atual estado da arte para a identificação e quantificação do MVO), a ecocardiografia com contraste, a tomografia computorizada de emissão de fotão único (SPECT) e a tomografia por emissão de positrões (PET) ***(Niccoli et al., 2016)***.

A fisiopatologia da CNR não é completamente compreendida. Muitas teorias são sugeridas. Em animais, a oclusão prolongada de artérias coronárias epicárdicas causa danos ao revestimento endotelial da microvasculatura distal, levando a bolhas ligadas à membrana e inchaço das células endoteliais, com consequente redução do fluxo direto por obstrução física ***(Kloner et al., 1974)***. A etiologia é mais complexa em humanos, onde

A embolização distal de fragmentos de trombo tem um papel importante na CNR, juntamente com o espasmo arteriolar microvascular ***(Bouleti et al., 2015)***. A ausência de refluxo da artéria coronária pode ser transitória ou sustentada. A primeira está frequentemente relacionada com alteração funcional e reversível da microvasculatura miocárdica e da perfusão tecidual, enquanto a RNC sustentada está associada a dano estrutural e, portanto, irreversível ***(Durante e Camici, 2015)***.

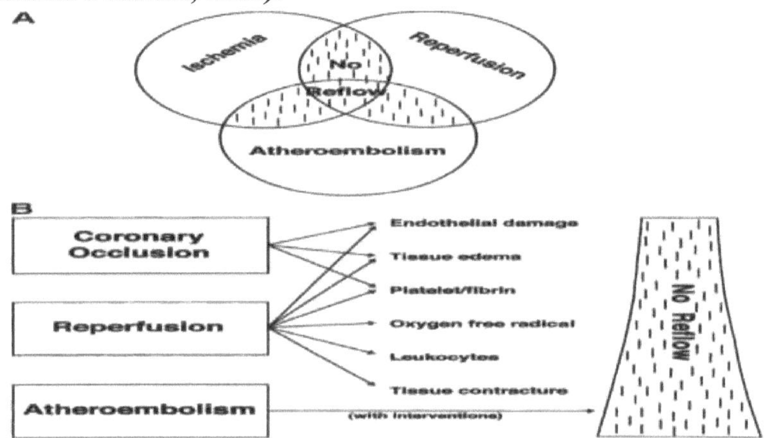

Figura (3): A ausência de refluxo é um processo que se inicia durante o período isquémico e aumenta durante a reperfusão. O ateroembolismo aumenta a sua extensão, particularmente durante a intervenção de curta duração. B, vários mecanismos estão implicados na génese do fenómeno de no-reflow ***(Cuculi et al., 2014)***

Para compreender a fisiologia coronária em doentes submetidos a ICP primária por enfarte agudo do miocárdio, é feita uma avaliação invasiva, utilizando a reserva de fluxo coronário (CFR), o índice de resistência microcirculatória (IMR) e a reserva de fluxo fraccionada (FFR). A avaliação invasiva de 82 doentes com enfarte agudo do miocárdio foi efectuada no 1º dia e aos 6 meses, e comparada com a avaliação com contraste.
ressonância magnética cardíaca (RMN) para conhecer as relações com a VMO. A obstrução microvascular estava presente em cerca de metade dos pacientes. Esses pacientes exibiram menor CFR na ICP

primária e no dia 1, com maior IMR. Mas, aos 6 meses, não houve diferença significativa entre os dois. No entanto, no geral, houve uma redução significativa do FFR em 6 meses, especificamente em pacientes com MVO inicial. Assim, os autores ***Cuculi et al. (2014)*** concluíram que, durante o enfarte agudo do miocárdio, a disfunção microvascular começa a recuperar nas primeiras 24 horas, e continua durante 6 meses. Além disso, a presença de MVO causa uma resposta limitada à adenosina. Assim, a reserva de fluxo fraccionada durante o enfarte agudo do miocárdio subestima o grau de estenose do vaso culpado em metade dos doentes.

Para além da **imagem microscópica**, a composição de uma lesão - tal como observada na ecografia intravascular (IVUS) - correlaciona-se diretamente com a vulnerabilidade da placa e a CNR após a revascularização. As placas vulneráveis são ateromas fibrosos de capa fina. As estruturas de baixa ecogenicidade - definidas como pequenas estruturas tubulares fora da camada média sem ligação ao lúmen do vaso - são consideradas responsáveis pelo fenómeno (Fig. 4). São mais prevalentes em síndromes coronários agudos, placas vulneráveis, lesões com maior carga de placa e, mais importante, lesões que apresentam o fenómeno CNR, em comparação com lesões sem estruturas de baixa ecogenicidade. Isto significa que o IVUS pode ser utilizado para prever a CNR e orientar o tratamento profilático antes da ICP. No entanto, a IVUS consome muito tempo e pode ser impraticável durante o enfarte agudo do miocárdio ***(Amano et al., 2016)***.

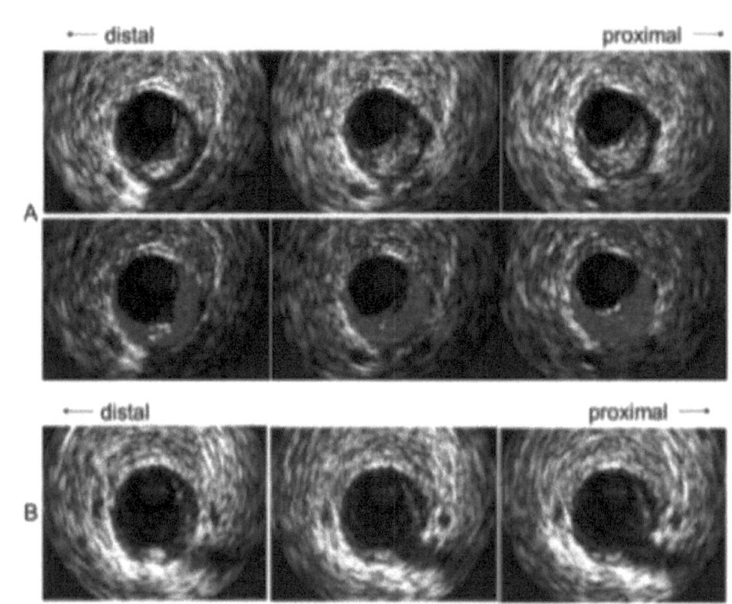

Figura (4): Três imagens consecutivas de ultrassom intravascular (IVUS) em corte transversal na artéria coronária descendente anterior proximal mostrando estruturas de baixa ecogenicidade no IVUS da lesão culpada. A: Escala de cinzentos e imagens histológicas virtuais de fibroateroma de capa fina (VH - IVUS) da lesão culpada, com um grande núcleo necrótico e pequenos depósitos densos de cálcio. B: Imagens em escala de cinzentos - IVUS do local distal adjacente à lesão culpada: Duas estruturas de baixo eco (seta vermelha) foram localizadas nas posições 3 e 9 horas ***(Amano et al., 2016)***

A espetroscopia de infravermelhos próximos, juntamente com o IVUS, pode fornecer uma verdadeira caraterização dos vasos através da indexação da carga do núcleo lipídico da placa ***(Horvath et al., 2016),*** que pode ser utilizada para estratificar o risco de doentes submetidos a intervenção coronária não urgente, uma vez que a deslocação da placa axial durante a ICP é um marcador de prognóstico agudo para

CNR ***(Maini et al., 2013)***. A tomografia de coerência ótica também é utilizada para derivar índices lipídicos em conjunto com o IVUS para a carga e estrutura da placa; os índices lipídicos >3500 e a carga da placa >81,5% são discriminadores críticos entre o não-refluxo e o fluxo normal ***(Soeda et al., 2016)***.

Diferenciação entre CNR e MVO

Após a intervenção, a RM cardíaca pode ser utilizada para avaliação prognóstica. As áreas de CNR após enfarte agudo do miocárdio estão associadas a MVO na RM e correlacionam-se com um maior grau de lesão miocárdica. Além disso, os doentes com MVO na RM têm maus resultados a curto e longo prazo, tais como eventos cardíacos adversos e insuficiência cardíaca congestiva ***(Wu et al., 1998)***. No entanto, dados recentes sugerem que a incidência de CNR angiográfica e MVO na RM é totalmente diferente. Em pacientes com infarto agudo do miocárdio, 36% tinham caraterísticas angiográficas de CNR, enquanto 67% tinham MVO na RM cardíaca de acompanhamento, 2-5 dias após a ICP primária. Um paciente com CNR angiográfica não apresentava MVO ***(Durante et al., 2017)***.

Assim, CNR e MVO podem ser duas entidades separadas, mas intimamente relacionadas, e MVO pode persistir apesar da recanalização de vasos epicárdicos usando ICP primária. Além disso, os pacientes com OVM tiveram mais eventos cardíacos adversos, enquanto a taxa de eventos foi semelhante em pacientes com e sem no-reflow coronário angiográfico. Isto indica que, apesar do esforços de recanalização, a MVO tem maior valor prognóstico para um desfecho negativo ***(Durante et al., 2017)***.

Outros mecanismos de CNR

Além disso, o stress oxidativo está associado à ocorrência de OVM. Especificamente, os níveis sustentados de NOX2 (a subunidade catalítica da NADPH oxidase que é libertada pela ativação plaquetária) conduzem a um ciclo vicioso de estabilização de agregados plaquetários e crescimento de trombos que contribui para a CNR ***(Niccoli et al., 2013)***. Além disso, os níveis locais intracoronários pró-inflamatórios de Matrix metalloproteinase-9 (MMP-9) distais às lesões estão associados à CNR ***(Guo et al., 2017)***. É difícil determinar se o papel da MMP na CNR é causal ou associativo, uma vez que seu envolvimento nas vias inflamatórias é conhecido há muito tempo. Novamente, o nível sérico de SCUBE1 [peptídeo de sinal-CUB (complemento C1r/C1 s)-EGF- like domain-containing protein 1] em pacientes com CNR é 3 vezes maior do que em pessoas normais. Assim, sugere-se que a SCUBE1, uma glicoproteína de superfície celular codificada pelo gene SCUBE1, é expressa em plaquetas e células endoteliais, e pode ter um papel na ativação do trombo, agregação e desenvolvimento de CNR ***(Bolayir et al., 2017)***.

A relação entre a RNC e a permeabilidade do coágulo de fibrina e a suscetibilidade à lise em ensaios com trombina exógena foi estudada por ***Zalewski e colaboradores (2007).*** Eles descobriram que pacientes com CNR após ICP tinham redes de fibrina mais compactas e resistência à lise. Com base nos conhecimentos actuais sobre o papel da genética nos níveis de fibrinogénio e na estrutura e função do coágulo de fibrina, concluíram que alguns doentes podem ter uma predisposição genética para a CNR. Essas descobertas podem ajudar a desenvolver novas terapias.

Factores de risco e prevenção

A ausência de refluxo coronário (CNR) tem muitos factores de risco. A maioria dos factores de risco sobrepõe-se aos factores de risco da aterosclerose coronária, como a hiperlipidemia, a hipertensão, o tabagismo, a doença renal e os processos inflamatórios crónicos ***(Rezkalla et al., 2017)***. Em um modelo de regressão logística de 10 variáveis em 1140 pacientes, 108 pacientes apresentaram CNR. Idade, tabagismo, IM prévio, classificação de Killip, creatinina sérica, proteína C reativa, isquemia prolongada por atraso no tratamento, fração de ejeção do VE, grau de fluxo TIMI basal e defeito de perfusão inicial foram preditores de RNC ***(Ndrepepa et al., 2010) (Tabela 3)***

Tabela (3): Factores de risco e etiologias propostas para o fenómeno de norefluxo coronário

Factores de risco	• Idade > 65 anos • Consumo ativo de tabaco • Enfarte do miocárdio anterior • Pontuação de classificação Killip mais elevada

	• Creatinina sérica mais elevada • Níveis mais elevados de proteína C-reactiva • Maior intervalo de tempo até ao tratamento • Fração de ejeção mais baixa • Menor grau de fluxo TIMI na linha de base • Maior tamanho do defeito de perfusão inicial • Hiperglicemia aguda peri-procedimento • Hiperlipidemia crónica e hipertensão • Composição pouco ecogénica das lesões no IVUS • Doenças inflamatórias crónicas
Etiologias	• Disfunção endotelial • Lesão de reperfusão • Tromboembolismo distal com ICP • Espasmo arterial microvascular

TIMI: trombólise no enfarte do miocárdio, IVUS: ultra-sons intravasculares, ICP: intervenção coronária percutânea

(Karimianpour e Maran 2016)

Em 146 doentes, cerca de 33% demonstraram CNR no ecocardiograma com contraste miocárdico intracoronário. A glicemia de admissão, nestes doentes, foi muito superior à dos doentes sem CNR (209 vs 159 mg/dL), embora não tenha havido diferença nos níveis de hemoglobina glicosilada ou incidência de diabetes nos 2 grupos. Concluiu-se que **a hiperglicemia aguda** per se é um fator preditivo e prognóstico da CNR ***(Iwakura et al., 2003)***. Assim, o controlo pré-procedimento do açúcar no sangue é importante para a prevenção da CNR e para melhorar os resultados a longo prazo.

Numa grande meta-análise de 3086 pacientes tratados com altas doses de estatinas pré-procedimento, a incidência de CNR pós-procedimento foi reduzida em 4,2% em todos os pacientes que foram submetidos a ICP, e a CNR foi atenuada em 5% em NSTEMI. Os autores concluíram que **a terapia aguda intensiva com estatinas** reduz significativamente o risco de CNR pós-procedimento ***(Li et al., 2013)***.

Num modelo porcino, a pós-carga foi aumentada por clampeamento parcial da aorta ascendente. As áreas de enfarte e o norefluxo aumentaram de forma independente e significativa ***(Pantsios et al., 2016)***. Em 51 pacientes com risco de CNR, em terapia crónica de bloqueadores dos receptores da angiotensina (ARBs), a incidência de CNR foi significativamente baixa (8 vs. 26,7%). Isso pode ser devido aos efeitos favoráveis dos BRAs na integridade microvascular, em vez de suas propriedades anti-hipertensivas ***(Hu et al., 2013)***. Além disso, a incidência de CNR foi de 12 vs. 28% em pacientes diabéticos tratados pré-procedimento com beta-bloqueadores em comparação com aqueles que não foram. Isso não pode ser atribuído apenas à ação anti-hipertensiva de tais medicamentos ***(Al-Jabari et al., 2017)***.

Capítulo 4

GESTÃO DE NÃO REFLUXO

Considerações mecânicas

Uma das possíveis causas de CNR é a embolização distal de partículas de trombo na microvasculatura. Esta embolização distal é afetada por dois factores: a rutura mecânica do trombo durante o balonamento e o volume inicial do trombo. Para minimizar o risco de embolização distal, a aspiração do trombo foi estudada com melhores resultados. ***Awadalla e colaboradores (2008)3 verificaram*** que a trombectomia de rotina não melhorou o risco de CNR. ***Svilaas et al. (2008)*** compararam pacientes com infarto agudo do miocárdio que receberam aspiração de trombos antes da ICP com pacientes que receberam apenas ICP. Os pacientes da aspiração de trombos tiveram menos efeitos adversos cardiovasculares, maior resolução dos segmentos ST e menos mortes. Os mesmos resultados foram encontrados na meta-análise ATTEMPT de 11 estudos que avaliaram a trombectomia aspirativa ***(De Vita et al., 2009).*** Ambos os estudos sugerem que a aspiração de trombos antes da ICP melhora os resultados clínicos e os achados angiográficos, independentemente da condição basal do paciente.

Mancini et al. (2016), numa meta-análise de cerca de 20.000 pacientes de 18 estudos, encontraram menos CNR em pacientes que receberam trombectomia por aspiração. A trombectomia por aspiração pode reduzir a incidência de CNR, especialmente quando há um trombo grande. Assim, a aspiração do trombo foi frequentemente efectuada até que uma meta-análise de 21 estudos concluiu que, apesar da melhoria dos marcadores substitutos de uma melhor reperfusão, a trombectomia por aspiração não melhorou a mortalidade pós-infarto a 30 dias, o risco de reinfarto e de acidente vascular cerebral ***(Mongeon et al., 2010).*** Dados semelhantes foram concluídos a partir do ensaio TOTAL, que mostrou que a trombectomia por aspiração de rotina não melhora os resultados clínicos a 1 ano em comparação com a ICP convencional isolada e também não atenua a CNR *(Joly e al., 2015)*.

Diferentes técnicas e a experiência do operador podem dar resultados diferentes, e isso não é isento de riscos. Devido às inconsistências nos benefícios da aspiração de trombos na ICP primária para enfarte agudo do miocárdio e aos riscos sugeridos de acidente vascular cerebral, **as orientações do ACC/AHA/SCAI** rebaixaram a trombectomia de aspiração de rotina para uma recomendação de classe III ***(Ge et al., 2017)***.

Espera-se que **as pressões de insuflação do balão** e a implantação do stent estejam correlacionadas com a CNR. No entanto, a incidência de CNR durante a ICP primária para enfarte agudo do miocárdio não foi afetada pelo número de stents implantados, pressões máximas de insuflação e dilatações repetidas com balão no estudo de ***Zhou e colaboradores (2014)***. No entanto, uma vez que o mecanismo exato da CNR não é totalmente compreendido, o barotrauma e a embolização distal podem ser minimizados limitando o número, o diâmetro e a pressão das insuflações do balão ***(Dash, 2013)***.

Uma meta-análise recente de stent diferido em pacientes com IM agudo revelou que tal estratégia, embora tenha melhorado a função do VE a longo prazo, não reduziu a taxa de CNR, morte, infarto do miocárdio ou revascularização repetida em comparação com o stent imediato ***(Qiao et al., 2017)***.

Pós-condicionamento isquémico

Uma vez que o mecanismo sugerido para a CNR é a disfunção microvascular e a lesão de reperfusão, **o pós-condicionamento isquémico** com dilatações seriadas com balão pode ser benéfico. ***Mewton e os seus colegas (2013)*** descobriram que o MVO foi significativamente reduzido - como evidenciado pela RM cardíaca contrastada - em doentes com enfarte agudo do miocárdio que foram submetidos a ciclos de 1 minuto de pós-condicionamento isquémico. Além disso, o pós-condicionamento isquémico melhora a contratilidade global e regional, reduz o tamanho do enfarte e aumenta a fração de ejeção ventricular ***(Thibault et al., 2008)***. No entanto, 2 estudos randomizados não conseguiram encontrar melhorias a curto ou longo prazo na função miocárdica, e o salvamento do miocárdio foi reduzido no pós-condicionamento ***(Freixa et al., 2012 e Hahn et al., 2013)***. Assim, o pós-condicionamento isquémico pode ter um papel na prevenção e tratamento da CNR angiográfica a nível vascular, mas o seu efeito na função miocárdica e nos resultados está em debate.

Em relação ao **suporte circulatório mecânico,** o uso do balão intra-aórtico (BIA) em animais - antes, durante e após a reperfusão - melhora a perfusão coronariana e miocárdica causada pela obstrução microvascular ***(Pierrakos et al., 2011)***. No entanto, em pacientes submetidos à ICP da artéria descendente anterior esquerda, o BIA não melhorou a velocidade do fluxo coronariano naqueles que apresentaram CNR angiográfica versus aqueles que não apresentaram ***(Mackawa et al., 2006)***.

Além disso, **a hipotermia terapêutica** iniciada antes e após a reperfusão da artéria coronária em animais reduz o no-reflow coronário através dos seus mecanismos protectores na fisiopatologia da lesão de reperfusão ***(Hale et al., 2003)***. No entanto, seu uso rotineiro em humanos para prevenção e tratamento da CNR não é viável

Considerações farmacológicas

A embolização distal de fragmentos de trombos é uma das etiologias multifactoriais da CNR. Assim, **os antiplaquetários** são normalmente utilizados quando a carga de trombo é elevada angiograficamente. A agregação plaquetária induzida pelo ácido araquidónico >100 (AUC*min) antes da ICP previu CNR em doentes diabéticos com uma sensibilidade de 96,2% e uma especificidade de 38,5% ***(Kuliczkowski et al., 2015)***.

Num estudo realizado por ***Niccoli e seus colegas (2010),*** os doentes que não estavam sob terapêutica crónica com aspirina antes do primeiro enfarte agudo do miocárdio tinham um grau de trombo mais elevado. Assim, a terapia com aspirina por si só pode minimizar o grau de trombo angiográfico em pacientes com o seu primeiro enfarte. Partilhando um mecanismo de ação semelhante, os inibidores P2Y12 podem ter efeitos semelhantes. Os doentes com enfarte agudo do miocárdio, que recebem uma dose de carga de 600 mg de clopidogrel, têm uma incidência reduzida de CNR angiográfica, em comparação com 300 mg de clopidogrel ***(Mangiacapra et al., 2010)***.

Inibidores da glicoproteína IIb/IIIa:

Os inibidores da glicoproteína IIb/IIIa são fortes agentes antiplaquetários e devem ser eficazes na redução da carga de trombos epicárdicos e microvasculares. No entanto, não existem ensaios aleatorizados convincentes sobre a utilização de inibidores da glicoproteína IIb/IIIa no tratamento do não-refluxo, pelo que a sua utilização no *tratamento* do não-refluxo não é uma recomendação das diretrizes. No entanto, uma grande quantidade de evidências sugere um possível uso para a *prevenção* do não-refluxo

Os inibidores da glicoproteína IIb/IIIa melhoram a microcirculação, aliviando a carga trombótica e minimizando a embolização distal ***(Gibson et al., 2001 e Deibele et al., 2010)***. O abciximab melhora a perfusão miocárdica quando administrado peri-procedimento e até várias horas após a ICP ***(Petronio et al., 2005)***. Os dados relativos à utilização de abciximab intravenoso vs. intracoronário, avaliados pela resolução do segmento ST, tamanho do enfarte enzimático e grau de blush miocárdico, são equívocos ***(Thiele et al., 2008)***. Avaliado pelo grau de blush miocárdico, o abciximab intracoronário melhora a reperfusão miocárdica ***(Gu et al., 2010)***.

Há dados convincentes de ensaios randomizados para resultados clínicos difíceis usando inibidores IIbIIIa no cenário de MI com elevação de ST ***(Neumann et al., 2019)*** e seu uso neste cenário é uma indicação de Classe IIa nas atuais diretrizes de ICP de 2011 (***Choo et al., 2014)***.

É possível que um dos mecanismos de benefício seja a redução do fenómeno de no-reflow nos doentes tratados com IIb IIIa. Um estudo prospetivo randomizado mais pequeno analisou 90 doentes consecutivos com enfarte do miocárdio com elevação do segmento ST. Estes foram randomizados para abciximab padronizado, adenosina intracoronária administrada distalmente à oclusão ou para controlo. O noreflow angiográfico só foi observado em 7% do grupo tratado com abciximab, comparado com 13% no grupo da adenosina e 17% no grupo de controlo, no entanto, devido ao pequeno tamanho da amostra, isto não teve significado estatístico. Consequentemente, a remodelação adversa do ventrículo esquerdo foi menos observada (7%) nos doentes tratados com abciximab em comparação com 30% no grupo da adenosina e no grupo de controlo (p=.04). Na análise multivariada, a ocorrência de no-reflow foi um preditor independente da ocorrência de remodelação do VE (p=.03, odds ratio 4.9, 95% CI 1.2-20.6) (***Petronio et al., 2005)***

Papel da terapia vasodilatadora

Adenosina:

O nucleósido endógeno, a adenosina, é um potente vasodilatador arterial, ativa receptores extracelulares ***(Forman e Jackson, 2007)***, resultando na inibição da agregação plaquetária ***(Forman et al., 2008)***. A administração de adenosina intracoronária durante a ICP reduz significativamente a CNR durante o enfarte agudo do miocárdio ***(Assali et al., 2000)***. Nos ensaios AMISTAD e AMISTAD-II, a adenosina reduziu o tamanho do enfarte, mas não melhorou os resultados clínicos, a não ser que os doentes conseguissem uma reperfusão precoce ***(Mahaffey et al., 1999; Ross et al., 2005 e Kloner et al., 2006)***.

O facto de ter uma semi-vida curta pode limitar o efeito do bólus de adenosina. O bolus intracoronário de adenosina foi comparado com a infusão após a oclusão da DAE, em animais. A infusão reduziu significativamente o tamanho do infarto e o risco de CNR ***(Yetgin et al., 2015)***. Mas, em humanos, a infusão intracoronária de adenosina pode causar bradicardia, hipotensão e bloqueio atrioventricular ***(Nazir et al., 2014)***.

Polimeni et al. (2016), numa meta-análise de 13 ensaios aleatorizados, e 1487 doentes, compararam a adenosina intracoronária com placebo durante o enfarte agudo do miocárdio. Verificaram que, comparativamente ao placebo, o grupo da adenosina intracoronária teve maior incidência de resolução do ST, menor tempo de isquemia, maior aumento da fração de ejeção do VE, menor insuficiência cardíaca e menos eventos cardíacos adversos major (MACE) a curto e longo prazo. No entanto, no estudo REFLO-STEMI, a adenosina intracoronária em altas doses durante a ICP primária não reduziu o tamanho do infarto ou o MVO medido por ressonância magnética cardíaca. Além disso, o estudo recomendou que a adenosina não deve ser usada durante a ICP primária para prevenir a CNR, pois pode aumentar o MACE aos 30 dias e 6 meses ***(Nazir et al., 2016)***.

A adenosina foi comparada com o nitroprussiato de sódio (que pode ter um efeito vasodilatador maior e mais sustentado). O nitroprussiato de sódio intracoronário teve uma hiperemia coronária mais prolongada e maior melhoria do fluxo coronário ***(Parham et al., 2004 e Parikh et al., 2007)***. Duas meta-análises separadas de 11 ensaios clínicos aleatórios ***(Su et al., 2014 e Zhao et al., 2014)*** concluíram que o nitroprussiato de sódio é eficaz na prevenção da CNR.

Bloqueador dos canais de cálcio:

Os bloqueadores dos canais de cálcio podem melhorar o fluxo coronário através do relaxamento dependente e independente do endotélio. Os bloqueadores dos canais de cálcio actuam através de vários mecanismos, incluindo a vasodilatação mediada pelo endotélio, a redução da necessidade de oxigénio do miocárdio através de efeitos inotrópicos e cronotrópicos negativos, e podem reduzir os danos causados pelos radicais livres de oxigénio durante a reperfusão. O verapamil tem sido o bloqueador dos canais de cálcio mais estudado na prevenção e tratamento do fenómeno de no-reflow.

Num ensaio aleatório de 149 doentes submetidos a ICP por síndrome coronária aguda, os doentes receberam um único bólus intracoronário de adenosina, verapamil ou soro fisiológico após a angioplastia. O endpoint primário foi a alteração na contagem de quadros TIMI após a administração do medicamento em estudo. A melhoria na contagem de quadros TIMI mostrou significância estatística em verapamil ou adenosina em pacientes com STEMI como

em comparação com o grupo de controlo com solução salina (8,5% vs. 0%). No entanto, não se registou uma diferença significativa entre o verapamil e a adenosina. Isto sugere que o verapamil pode atuar como uma medida preventiva ***(Vijayalakshmi et al., 2006)***

Nitroprussiato de sódio:

A hipótese de o nitroprussiato de sódio prevenir e tratar a ausência de refluxo deve-se ao facto de ser um dador direto de óxido nítrico.

O óxido nítrico tem múltiplas funções vasculares, incluindo uma potente vasodilatação na circulação arteriolar de resistência e em toda a microcirculação. Também ajuda a inibir a adesão plaquetária e tem atividade anti-inflamatória. Existem algumas evidências de que a niprida é útil no tratamento do não-refluxo, mas não demonstrou um benefício significativo na prevenção do não-refluxo.

Um pequeno estudo inicial de 20 doentes mostrou um benefício significativo no tratamento do fenómeno de no-reflow. A dose média de injeção foi de 200 microgramas, administrada através do cateter guia ou distalmente através do balão de angioplastia. Verificou-se que o nitroprussiato conduziu a uma rápida melhoria tanto do fluxo angiográfico ($p<0,01$) como da velocidade do fluxo sanguíneo ($P<0,01$) quando comparado com o angiograma pré-tratamento ***(Hillegass et al., 2001).***

Nitroglicerina:

A nitroglicerina intracoronária foi avaliada para o tratamento da ausência de refluxo, mas não demonstrou benefício. Este facto não é surpreendente devido à farmacodinâmica da nitroglicerina. A nitroglicerina tem pouco impacto no tónus arteriolar e, consequentemente, no norefluxo, uma vez que fisiologicamente produz pouco efeito na microvasculatura. Isto deve-se ao facto de requerer metabolismo pela parede vascular para obter o seu óxido nítrico. Enquanto as artérias epicárdicas são capazes de metabolizar a nitroglicerina, as arteríolas de resistência microvasculares são incapazes de metabolizar a nitroglicerina. Por conseguinte, ao contrário do nitroprussiato, que é um dador direto de óxido nítrico, não se pensa que tenha grande efeito no fenómeno de norefluxo devido a causas microvasculares.

No estudo previamente descrito para o tratamento de Verapamil de não-refluxo ***(Del Turco et al., 2019).***

Werner et al. administraram injecções intracoronárias de nitroglicerina antes das injecções de verapamil em 82% dos doentes. A contagem de quadros TIMI foi medida antes e depois da administração de nitroglicerina. Não se registou qualquer diferença significativa. Do mesmo modo, outro pequeno estudo ***(Piana et al., 1991)*** que analisou o tratamento com verapamil para a ausência de refluxo também começou com uma injeção de nitroglicerina. Mais uma vez, não se registou qualquer benefício significativo para os doentes tratados com nitroglicerina.

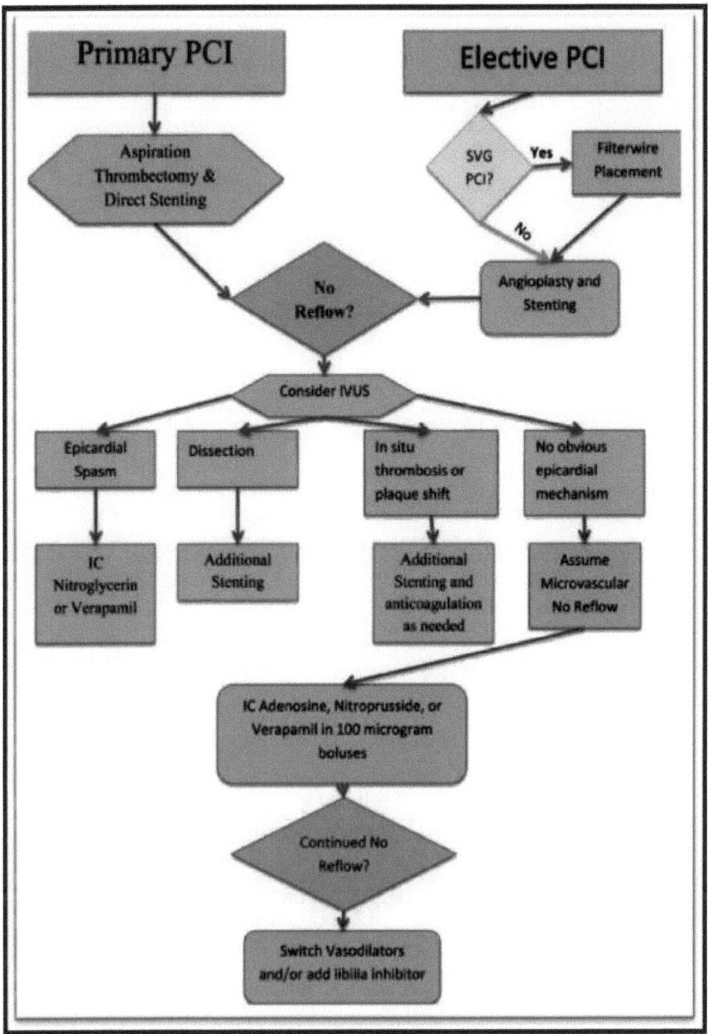

Figura (5): ICP primária e ICP eletiva.

Outras terapias:

Outras terapias adjuvantes têm sido estudadas, mas recomenda-se a realização de grandes ensaios clínicos aleatórios para avaliar os seus potenciais benefícios na CNR. A ciclosporina-A é um potente inibidor dos poros de transição da permeabilidade mitocondrial, que têm um papel importante na morte celular durante a lesão de reperfusão ***(Javadov et al., 2003)***. Num pequeno ensaio em seres humanos, reduziu o tamanho do enfarte, embora o grau de fluxo TIMI fosse semelhante ao do grupo de controlo ***(Piot et al., 2008)***. Num estudo com 395 doentes que receberam ciclosporina-A intravenosa antes da ICP por enfarte agudo do miocárdio, não houve diferença nos resultados clínicos em comparação com placebo e não reduziu a remodelação do ventrículo esquerdo ao fim de 1 ano ***(Cung et al., 2015)***.

No ensaio FIRE, **o FX06** (um péptido de fibrina humana que pode melhorar a zona do núcleo necrótico) melhorou a MVO, conforme avaliado por RMN cardíaca. No entanto, em comparação com o placebo, não reduziu o tamanho do enfarte ***(Atar et al., 2009)***. O pexelizumab, um anticorpo monoclonal humanizado que se liga ao componente C5 do complemento, não melhorou a mortalidade aos 30 dias e a taxa de fluxo TIMI 3 no ensaio APEX-AMI ***(Armstrong et al., 2007)***.

O dabigatrano, em coelhos, não reduziu a CNR, sugerindo que a fibrina não tem um papel significativo na VMO ***(Hale e Kloner, 2015)***. Isto vai contra os resultados do ensaio FIRE e as conclusões sobre a fibrina ***(Atar et al., 2009)***. Em comparação com o placebo, o liraglutido reduziu significativamente a incidência de CNR, durante o enfarte agudo do miocárdio. O efeito dos análogos do GLP-1 pode estar relacionado com a melhoria dos níveis de glucose e a redução da inflamação, o que leva a uma melhoria da função endotelial ***(Chen et al., 2016)***.

Em modelos animais isquémicos, a eritropoietina atenuou a lesão vascular através da redução da apoptose, da supressão da inflamação e do aumento do óxido nítrico disponível ***(Parsa et al., 2003)***. No enfarte agudo do miocárdio, os níveis endógenos de eritropoietina estavam inversamente relacionados com o não-refluxo coronário angiográfico e de ECG após a ICP ***(Niccoli et al., 2011)***. O papel da eritropoietina exógena no fenómeno de no-reflow coronário necessita de mais ensaios em humanos.

Em resumo, de acordo com as diretrizes mais recentes para a prevenção e gestão de não refluxo:

Prevenção de não refluxo:

As estratégias preventivas para a ausência de refluxo devem ser parte integrante do planeamento pré-ICP em doentes com STEMI (especialmente apresentação tardia e trombo extenso), ICP SVG e aterectomia ***(Caiazzo et al., 2020; Rezkalla et al., 2017; Klein et al., 2003)***

1. A colocação de stent primário (com base em orientação imagiológica) e evitar a pós-dilatação de alta pressão deve ser considerada, quando possível, em doentes com EAMCST com elevado risco de não refluxo.

2. Quando se utiliza a aterectomia, tempos de passagem da broca mais curtos (< *20* segundos), velocidades mais baixas da broca (140.000 a 150.000 rpm) e evitar desacelerações > 5.000 rpm são úteis para reduzir o risco de não refluxo secundário à embolização de detritos ***(Klein et al.,2003).***

3. A utilização de um dispositivo de proteção embólica e o pré-tratamento com vasodilatadores intracoronários devem ser fortemente considerados aquando da realização de uma ICP SVG.

Tratamento de não refluxo:

Tabela (4): Apresentação das opções farmacológicas e não farmacológicas para a gestão da ausência de refluxo

Terapias farmacológicas	Medicamentos	Rota	Dose
	Adenosina	IC IV	50-200 ug em bolus 70 ugkgmin
	Verapamil	IC	100-250 ug em bolus
	Diltiazem	IC	400 ug em bolus
	Nicardipina	IC	50-200 ug em bolus
	Nitroprussiato	IC	50-200 ug em bolus
	Epinefrina	IC	50-200 ug em bolus
	Inibidores da GP IIb/IIIa	IV	
	1. Abciximab		1. Bolus: 0,25 mg/kg; infusão IV: 0,125 mg/kg/min
	2. Eptifibatide		2. Bolus: 180 mg/kg; infusão IV: 2 mg/kg/min Bolus IV: 25 mg/kg; infusão IV
	3. Tirofibano		3. Bolus: 25 mg/kg; infusão IV: 0,15 mg/kg/min
Terapias não-	Trombectomia		Elevada carga de trombos

farmacológicas			

Quando não se suspeita de refluxo, devem ser excluídas outras causas de oclusão do vaso, como dissecção, migração de trombos e vasoespasmo, através de imagiologia ***(Klein et al., 2003).*** Uma vez confirmada a permeabilidade do vaso, administrar vasodilatadores generosamente, assegurar um tempo de coagulação ativado (TCA) terapêutico e fornecer suporte hemodinâmico, se necessário (Impella, bomba de balão, etc.). O manejo inclui medidas farmacológicas e não farmacológicas, conforme listado na tabela abaixo ***(Caiazzo et al., 2020; Rezkalla et al., 2017; Klein et al., 2003).***

A administração intracoronária de medicamentos é idealmente realizada utilizando um microcateter ou um balão over-the-wire na artéria coronária distal; isto minimiza os efeitos secundários sistémicos e assegura a administração na microcirculação. Um cateter dedicado de duallumen ou de trombectomia permite a administração distal de medicamentos sem perder a posição do fio.

Os medicamentos podem ser administrados em bolus múltiplos se não houver refluxo e o paciente estiver hemodinamicamente estável. Se o primeiro vasodilatador não melhorar o fluxo, podem ser utilizados diferentes vasodilatadores.

A utilização de epinefrina resultou numa melhoria do fluxo, resolução do segmento ST e melhoria da fração de ejeção em caso de ausência de refluxo refratário ao tratamento convencional, com base no ensaio RESTORE, que foi um estudo não aleatório ***(Navaresse et al., 2021).***

Embora tenham melhorado a permeabilidade dos vasos após a ausência de refluxo durante o STEMI, a adenosina e o nitroprussiato de sódio não melhoraram a mortalidade ou a insuficiência cardíaca. Embora a adenosina tenha diminuído o tamanho do enfarte no ensaio AMISTAD II ***(Ross et al., 2005)***, foi sugerido que causava danos no ensaio REFLO-STEMI ***(Nazir et al., 2016),*** no entanto, a dose de adenosina utilizada no REFLO-STEMI foi muito elevada (1-2 mg).

DOENTES E MÉTODOS

Trata-se de um ensaio prospetivo, aleatório e controlado, realizado nas unidades de cuidados coronários dos hospitais universitários de Ain shams

Doentes:

Trezentos doentes diabéticos que se apresentaram nos hospitais universitários de Ain shams com diagnóstico de STEMI nas urgências e que cumpriam os critérios de inclusão foram aleatorizados, tendo 150 doentes recebido Ticagrelor (180 mg como dose de carga e depois 90 mg BID como dose de manutenção) enquanto outros 150 doentes receberam clopidogrel (600 mg como dose de carga e depois 75 mg OD como dose de manutenção)

Método de aleatorização:

Aleatorização simples utilizando um gerador de números aleatórios.

Duração do estudo: 6 meses

Considerações éticas:

Será feita uma explicação do procedimento a todos os doentes e será obtido um consentimento informado por escrito. Todos os procedimentos respeitarão as diretrizes do Comité de Ética do Conselho de Revisão Institucional da Faculdade de Medicina da Universidade de Ainshams.

Critérios de inclusão:

1- Doentes com idade igual ou superior a 18 anos e inferior a 80 anos.

2- Pacientes diabéticos (pacientes com HbA1c elevada maior ou igual a 6,5%, glicose plasmática em jejum elevada maior ou igual a 126 mg/dl e glicose plasmática pós-prandial de 2 horas elevada maior ou igual a 200 mg/dl) ou pacientes já diagnosticados com DM ou já em uso de medicamentos antidiabéticos ***(Cosentino et al., 2019).***

3- Pacientes com STEMI.

Sintomas consistentes com isquemia miocárdica na forma de dor torácica persistente e achados de ECG consistentes com IAMCSST, como a seguinte elevação do segmento ST medida a partir do ponto J nas seguintes configurações: > *2* derivações contíguas com elevação do segmento ST > 2,5 mm em homens < 40 anos, > 2 mm em homens > 40 anos, ou > 1,5 mm em mulheres nas derivações V2-V3 e / ou > 1 mm em todas as outras derivações. ***(Thygesen et al., 2018)***

4- Disposto e capaz de dar o seu consentimento informado.

Critérios de exclusão:

1- Ausência de consentimento informado

2- Doentes com contraindicação ou intolerância ao clopidogrel ou ao ticagrelor

3- Doentes com doenças hematológicas ou diátese hemorrágica

4- Pacientes que receberam terapia de reperfusão trombolítica.

5- Doentes que estejam a receber terapia anticoagulante oral.

6- Doentes com doença renal crónica em programa de hemodiálise.

Grupos de estudo:

Grupo A: 150 doentes diabéticos stemi tratados com clopidogrel (600 mg) e depois mantidos com (75 mg OD) como dose de manutenção

Grupo B: 150 doentes diabéticos stemi tratados com ticagrelor (180 mg) e depois mantidos (90 mg BID) como dose de manutenção

Pontos finais:

1ry end points: Comparação entre Clopidogril e Ticagrilor relativamente a No reflow, fluxo TIMI, MBG

2ry end points: Comparação entre clopidogrel e Ticagrilor em relação a MACE (trombose de stent, acidente vascular cerebral, morte), hemorragia maior ou menor

Métodos:

Lista de controlo para avaliação de todos os dados clínicos relevantes para o doente. Todas estas folhas foram recolhidas e, em seguida, a entrada de dados foi efectuada através de um sistema informático para estabelecer um sistema baseado em dados para todos os doentes e todos os dados recolhidos foram aplicados a uma confidencialidade adequada

Os pacientes foram submetidos a:

***A*- Consentimento informado**

*8- **Fazer história:***

Foi recolhida a história completa de todos os casos, desde o primeiro contacto médico, relativamente à idade, sexo e perfil de risco detalhado, incluindo tabagismo, diabetes, hipertensão, insuficiência renal, antecedentes de doença arterial coronária, antecedentes de medicamentos, intervenção coronária prévia, dislipidemia e antecedentes familiares de DCV.

C- __Exame físico:__

- **Exame geral, incluindo:**

o **Pulso:** Incluindo: frequência, ritmo, volume, igualdade em ambos os lados, pulsação periférica.

o Medição da tensão arterial nos dois braços

o Todos os outros dados vitais

- Auscultação cardíaca e torácica com ênfase na classe Killip (definida por Miller et al. como tendo os seguintes parâmetros "Killip classe I, sem ICC; Killip classe II, terceira bulha cardíaca, estertores; Killip classe III, edema pulmonar; e Killip classe IV, choque cardiogénico" ***(Miller et al., 2000).***

__Eletrocardiograma de superfície com__ D-12 __derivações:__

Foi efectuado um ECG de superfície de 12 derivações na admissão, no prazo de 10 minutos, para confirmar o diagnóstico e após a intervenção.

E- __Investigações laboratoriais:__

Incluindo glicemia aleatória na admissão, hemograma completo, testes de função renal, enzimas hepáticas (AST, ALT), enzimas cardíacas (CK total, CKMB, Hs-troponina), perfil lipídico e HbA1C.

F- __Dados angiográficos e de intervenção:__

Todos os doentes receberam uma dose de carga de 300 mg de aspirina, metade dos doentes recebeu 180 mg de Ticagrilor como dose de carga e a outra metade recebeu 600 mg de clopidogrel como dose de carga, de acordo com as diretrizes ESC STEMI 2017 ***(Wallentin et al., 2009).***

Os doentes foram admitidos para ICP primária efectuada por um cardiologista de intervenção experiente que realiza mais de 75 ICP por ano ***(Thygesen et al., 2012)***

- A perfusão tecidular, como resultado imediato e um dos pontos finais deste estudo, foi reavaliada após um período médio de latência de 2 minutos em pelo menos 2 projecções, utilizando a contagem de fluxo TIMI e MBG a uma velocidade de fotogramas de 25 por segundo.

- ***Grau 0 (sem perfusão):*** Não há fluxo anterógrado para além do ponto de oclusão.
- ***Grau 1 (penetração sem perfusão):*** O material de contraste passa para além da área de obstrução, mas fica "preso" e não consegue opacificar todo o leito coronário distal à obstrução durante a sequência de filmagem cine-angiográfica.
- ***Grau 2 (perfusão parcial):*** O material de contraste passa através da obstrução e opacifica o leito coronário distal à obstrução. No entanto, a taxa de entrada do material de contraste no vaso distal à obstrução ou a sua taxa de eliminação do leito distal (ou ambas) é percetivelmente mais lenta do que a sua entrada ou eliminação de áreas comparáveis não perfundidas pelo vaso previamente ocluído (por exemplo, a artéria coronária oposta ou o leito coronário proximal à obstrução).
- ***Grau 3 (perfusão completa):*** O fluxo anterógrado para o leito distal à obstrução ocorre tão prontamente como para o leito proximal à obstrução e a eliminação do material de contraste do leito envolvido é tão rápida como a de um leito não envolvido no mesmo vaso ou na artéria oposta. ***(Gibson et al., 1999)***.
- O grau de blush miocárdico classifica o fluxo nas coronárias em **grau** 0 significa ausência de blush miocárdico (ou densidade de contraste) ou blush persistente (coloração), **grau** 1 blush mínimo, **grau** 2 significa blush miocárdico moderado (ou densidade de contraste) mas inferior ao obtido durante a angiografia de uma artéria coronária contralateral ou ipsilateral não relacionada com enfarte, **grau** 3 significa blush normal ***(Van't Hof et al., 1998)***.
- O peso do trombo angiográfico foi classificado da seguinte forma: Grau 0: sem trombo, Grau 1: Possível trombo, Grau 2: a maior dimensão do trombo é <1/2 do diâmetro do vaso, Grau 3: Maior dimensão >1/2 a <2 diâmetros do vaso, Grau 4: Maior dimensão >2

diâmetros do vaso, Grau 5: oclusão total do vaso devido ao trombo ***(Sianos et al., 2010).***

A ausência de refluxo é identificada como pontuação TIMI de <3 e grau MBG de 0, 1, 2 na ausência de dissecção evidente do vaso, obstrução ou corte embólico do vaso distal. ***(Henriques et al., 2003).***

<u>Curso</u> G-In-hospitalar:

• Todos os doentes foram admitidos na UCC e mantidos a tomar Aspirina 75 mg OD, sendo que metade dos doentes manteve Ticagrilor 90 mg BID e a outra metade manteve clopidogrel 75 mg OD, medidas anti-isquémicas (betabloqueador, IECA ou ARBS) e acompanhamento relativamente a eventos cardiovasculares adversos graves (MACE) e hemorragias durante o internamento hospitalar, que incluem:

o **Re-infarto** (Elevação dos valores de troponina cardíaca (>5 x 99th percentil URL) em doentes com valores de base normais (=99th percentil URL) ou um aumento dos valores de troponina cardíaca >20% se os valores de base forem elevados e estiverem estáveis ou em queda. Além disso, são necessários (i) sintomas sugestivos de isquémia do miocárdio ou (ii) novas alterações isquémicas no ECG ou (iii) achados angiográficos consistentes com uma complicação do procedimento ou (iv) demonstração imagiológica de nova perda de miocárdio viável ou nova anomalia regional do movimento da parede ***(Kedev, 2014).***

o **Acidente vascular cerebral (AVC),** definido como sinais clínicos de perturbação focal (ou global) da função cerebral que se desenvolvem rapidamente e que duram mais de 24 horas, confirmados por imagens cerebrais, sem outra causa aparente que não uma origem vascular ***(Kedev, 2014).***

o **Morte** devido a causas cardiovasculares, não cardiovasculares ou desconhecidas.

o Hemorragia ***grave***: definida como qualquer hemorragia intracraniana, sinais clinicamente evidentes de hemorragia associados a uma diminuição da hemoglobina >5 g/dL ou >15% de diminuição do hematócrito ou hemorragia fatal: hemorragia que resulta diretamente em morte no prazo de 7 dias ***(Kedev, 2014),*** O risco de hemorragia para o estudo foi calculado utilizando o CRUSADE (Can Rapid Risk Stratification of Unstable Angina Patients Suppress Adverse Outcomes with Early Implementation of the American College of Cardiology/American Heart Association

Guidelines), utilizando a soma das pontuações ponderadas dos valores clínicos e laboratoriais na admissão (www.crusadebleedingscore.org). Os pacientes foram estratificados em quintis de risco com base no escore CRUSADE: <20 (muito baixo), 21-30 (baixo), 31-40 (moderado), 41-50 (alto) e > 50 (muito alto). ***(Subherwal et al., 2009).***

o Todos os doentes serão submetidos a ecocardiografia antes da alta hospitalar. Parâmetros ecocardiográficos, incluindo a fração de ejeção do ventrículo esquerdo (FEVE) A avaliação da fração de ejeção do ventrículo esquerdo pelo modo M não foi o método de escolha para evitar a sobrestimação das funções sistólicas do VE, uma vez que o estudo incluiu doentes com anomalias segmentares do movimento da parede, A anormalidade regional do movimento da parede (RWMA), os envolvimentos valvulares, a função ventricular direita, utilizando a modalidade doppler tecidular, bem como a hipertrofia ventricular esquerda (LVH) serão registados ***(Roberto et al., 2015)***

o Todas as medidas foram efectuadas em decúbito lateral esquerdo e os intervalos normais para a ecocardiografia bidimensional obtiveram a FEVE de acordo com a Sociedade Americana de Ecocardiografia e a Associação Europeia de Imagem Cardiovascular ***(Plana et al., 2014).***

o A RWMA foi definida como a presença de uma área do ventrículo esquerdo que aparecia hipocinética quando, numa área adjacente da parede ventricular, o movimento era normal ou quando uma área do miocárdio aparecia acinética ou discinética quando o resto do ventrículo aparecia difusamente hipocinético. ***(Medina et al., 1985).***

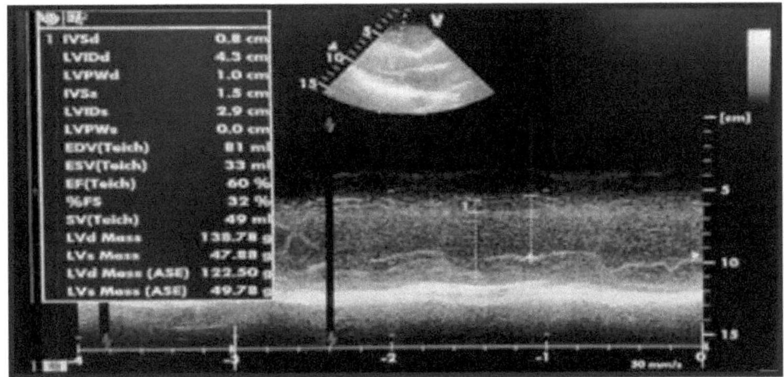

Figura (6): Avaliação das dimensões do VE no modo M em incidência paraesternal eixo longo

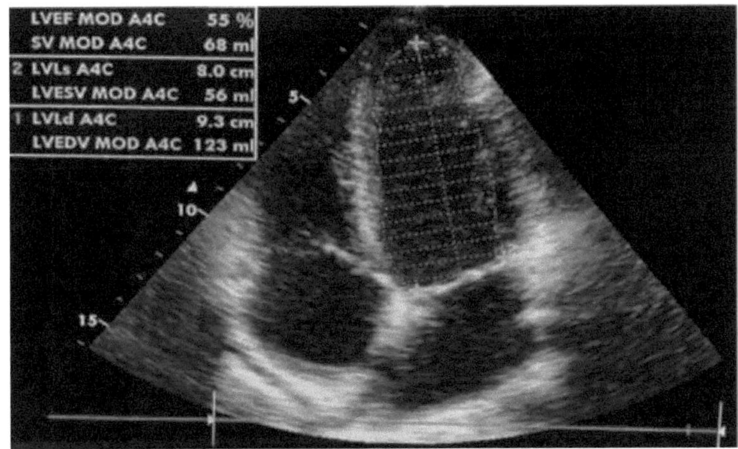

Figura (7): Avaliação da FEVE pelo método de Simpson em vista apical de 4 câmaras

Análise estatística:

- Os dados foram recolhidos, codificados, revistos e introduzidos no programa Statistical Package for Social Science (IBM SPSS) versão 20. Os dados foram apresentados sob a forma de números e percentagens para os dados qualitativos, média, desvios-padrão e intervalos para os dados quantitativos com distribuição paramétrica
- ***O teste do qui-quadrado*** foi utilizado na comparação entre dois grupos com dados qualitativos.
- A comparação entre dois grupos com dados quantitativos e distribuição paramétrica foi efectuada utilizando o ***teste t***

independente.

- ***A análise de regressão logística*** multivariada foi utilizada para avaliar os preditores de ausência de refluxo entre os pacientes estudados.
- O intervalo de confiança foi fixado em 95% e a margem de erro aceite foi fixada em 5%. Assim, o valor de p foi considerado significativo da seguinte forma:

o P > 0,05: Não significativo (NS)

o P < 0,05: Significativo (S)

o P < 0,01: Altamente significativo (HS)

Trezentos doentes diabéticos que se apresentaram nos hospitais universitários de Ain shams com diagnóstico de STEMI nas urgências e que cumpriam os critérios de inclusão foram aleatorizados, tendo 150 doentes recebido Ticagrelor (180 mg como dose de carga e depois 90 mg BID como dose de manutenção) enquanto outros 150 doentes receberam clopidogrel (600 mg como dose de carga e depois 75 mg OD como dose de manutenção)

Neste estudo, a idade média da população estudada era de 56 anos, a maioria dos doentes era do sexo masculino, com uma percentagem de 70,7%, enquanto a percentagem de doentes do sexo feminino neste estudo era de 29,3%, como mostra a **Tabela (5)**

Tabela (5): Dados descritivos relativos aos dados demográficos

		N.º = 300
Idade	Média ± DP	56.17 ± 9.17
	Gama	30 - 80
Género	Feminino	88 (29.3%)
	Masculino	212 (70.7%)

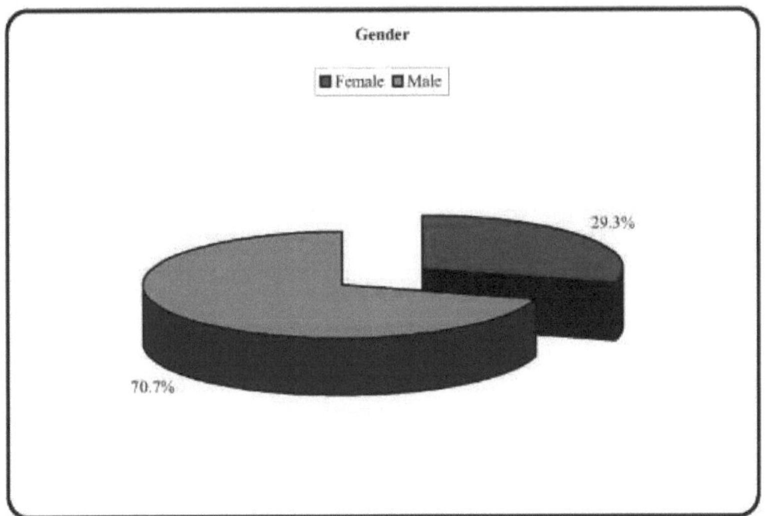

Figura (8): Mostra a distribuição do género

Tabela (6): Dados descritivos relativos a factores de risco e PTD

		N.º = 300
Fumar		181 (60.3%)
HTN		156 (52.0%)
IHD		32 (10.7%)

PTD	Mediana (IQR) Gama	8 (5 - 18) 1 - 48
História familiar de DCV		42 (14.0%)
Dislipedemia		133 (44.3%)

A percentagem de fumadores entre os doentes estudados foi de 60,3%, 52% dos doentes eram hipertensos, 10,7% dos doentes tinham doença isquémica pré-existente, 14% tinham história familiar de DCV, 44,3% dos doentes tinham dislipidemia, enquanto o intervalo de PTD foi entre 1 hora e 48 horas com mediana de 8 horas.

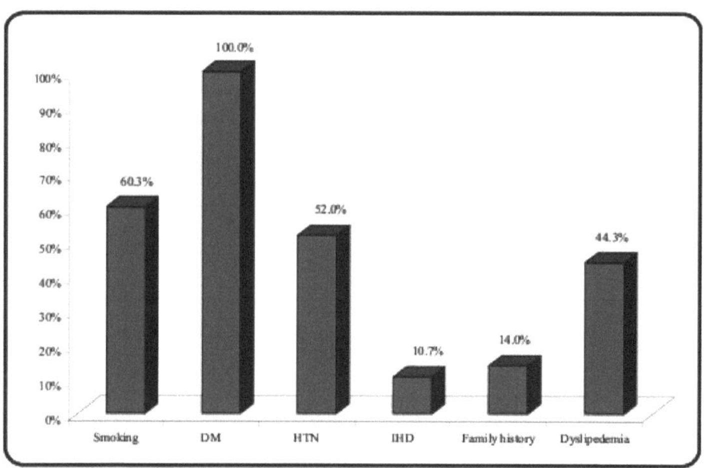

Figura (9): Dados descritivos dos factores de risco e PTD

Tabela (7): Comparação entre o Grupo A e o Grupo B relativamente aos dados demográficos

		Grupo A (clopidogril)	Grupo B (ticagrilor)	Valor de teste	Valor P	Sig.
		N.º = 150	N.º = 150			
Idade	Média ± DP Gama	56.21 ± 8.72 30 - 74	56.14 ± 9.62 31 - 80	0.063^	0.950	NS
Género	Feminino Masculino	39 (26.0%) 111 (74.0%)	49 (32.7%) 101 (67.3%)	1.608*	0.205	NS

P-valor >0,05: Não significativo (NS); P-valor <0,05: Significativo (S); P-valor< 0,01: altamente significativo (HS), * :Teste do Qui-quadrado; -: Teste t independente

A tabela anterior mostra que não houve diferença estatisticamente significativa entre os dois grupos estudados no que diz respeito à idade e ao sexo, com (valores de p = 0,950 e 0,205) respetivamente

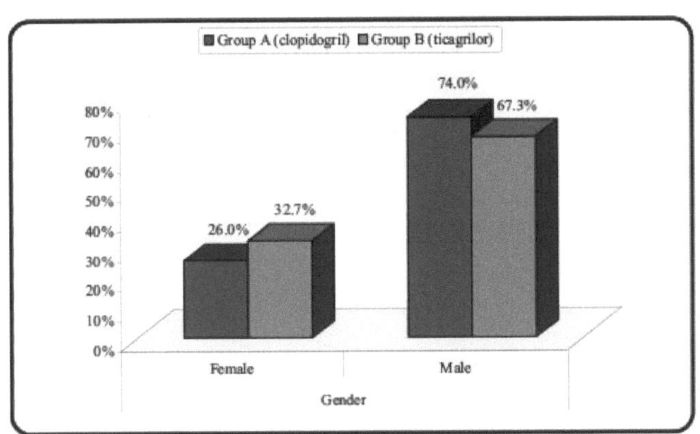

Figura (10): Mostra a comparação entre o Grupo A e o Grupo B relativamente ao género

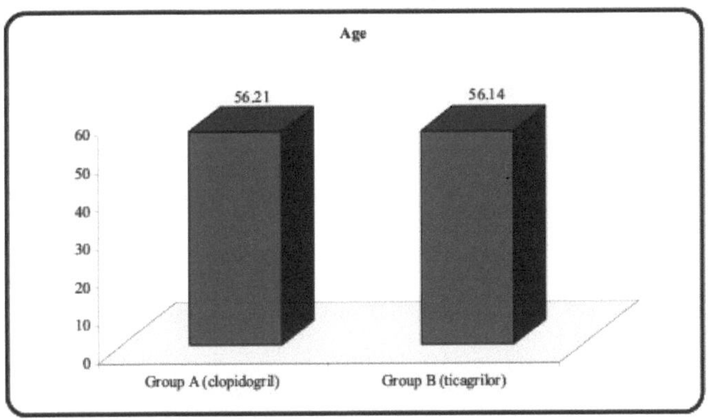

Figura (11): Mostra a comparação entre o Grupo A e o Grupo B em relação à idade

Tabela (8): Comparação entre o Grupo A e o Grupo B relativamente aos factores de risco e PTD

		Grupo A (clopidogril)	Grupo B (ticagrilor)	Valor de teste	Valor de p	Sig.
		N.º = 150	N.º = 150			
Fumar		87 (58.0%)	94 (62.7%)	0.682*	0.409	NS
HTN		81 (54.0%)	75 (50.0%)	0.481*	0.488	NS
IHD		20 (13.3%)	12 (8.0%)	2.239*	0.135	NS
História familiar		20 (13.3%)	22 (14.7%)	0.111*	0.739	NS
Dislipedemia		63 (42.0%)	70 (46.7%)	0.662*	0.416	NS
PTD	**Mediana (IQR)**	7 (4 - 24)	8 (6 - 12)	-0.961J	0.337	NS
	Gama	1 - 48	1 - 48			

P-valor >0,05: Não significativo (NS); P-valor <0,05: Significativo (S); P-valor< 0,01: altamente significativo (HS), * :Teste do Qui-quadrado; $: Teste Mann Whitney

A tabela anterior mostra que não houve diferença estatisticamente significativa entre os dois grupos estudados em relação ao tabagismo, HTN, IHD, história familiar de CVD, dislipedemia ou PTD com (p-values= 0,409, 0,488, 0,135, 0,739, 0,416, e 0,337) respetivamente

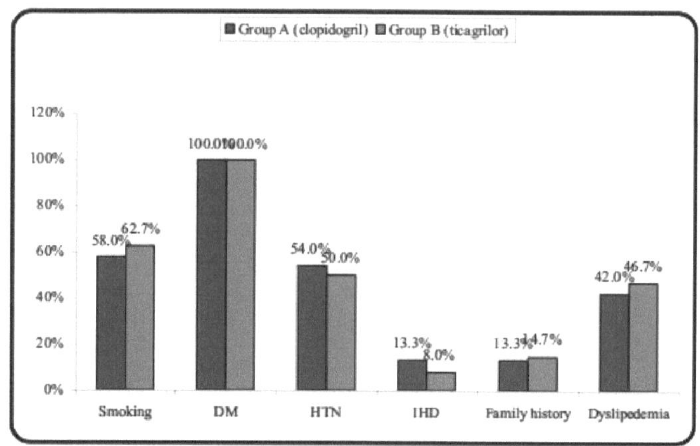

Figura (12): Comparação entre o Grupo A e o Grupo B quanto aos factores de risco e PTD

Tabela (9): Comparação entre o Grupo A e o Grupo B quanto aos dados angiográficos coronarianos

		Grupo A (clopidogril)		Grupo B (ticagrilor)		Valor de teste*	Valor P	Sig.
		Não.	%	Não.	%			
STEMI	Anterior	78	52.0%	70	46.7%	0.853	0.356	NS
	Inferior	64	42.7%	67	44.7%	0.122	0.727	NS
	Posterior	2	1.3%	7	4.7%	2.864	0.091	NS
	Lateral	6	4.0%	2	1.3%	2.055	0.152	NS
	Inferoposterolateral	0	0.0%	2	1.3%	2.013	0.156	NS
	Posterolateral	0	0.0%	2	1.3%	2.013	0.156	NS
Navio culpado	LAD	78	52.0%	72	48.0%	0.480	0.488	NS
	RCA	48	32.0%	54	36.0%	0.535	0.465	NS
	LCX	16	10.7%	15	10.0%	1.091	0.296	NS
	Diagonal	2	1.3%	2	1.3%	0.000	1.000	NS
	OM	4	2.7%	5	3.3%	0.115	0.735	NS
	Ramus	0	0.0%	2	1.3%	2.013	0.156	NS
	LAD + D1	2	1.3%	0	0.0%	2.013	0.156	NS
Outros navios	Não	66	44.0%	73	48.7%	0.657	0.418	NS
	Sim	84	56.0%	77	51.3%			
TIMI Trombo grau	TIMI III	22	14.7%	17	11.3%	0.737	0.391	NS
	TIMI IV	50	33.3%	50	33.3%	0.000	1.000	NS
	TIMI V	78	52.0%	83	55.3%	0.335	0.563	NS

P-valor >0,05: Não significativo (NS); P-valor <0,05: Significativo (S); P-valor< 0,01: altamente significativo (HS), * :Teste do Qui-quadrado

A tabela (9) e a figura (13) mostram a distribuição e as percentagens dos diferentes tipos de STEMI, sendo o mais comum o STEMI anterior em ambos os grupos com percentagens de 52% no grupo A e 46,7% no grupo B, o segundo tipo mais comum foi o STEMI inferior com percentagens de 42,7% no grupo A e 44,7% no grupo B, no que diz respeito ao vaso culpado mais comum, foi a DAE com percentagens de 52% e 48% nos grupos A e B, respetivamente. O segundo vaso culpado mais comum foi a ACD com percentagens de 32% e 36% nos grupos A e B, respetivamente.

A percentagem de doentes com outros vasos afectados foi de 56% e 51,3% nos grupos A e B, respetivamente.

Relativamente ao grau de trombo TIMI, não se verificou uma diferença estatisticamente significativa entre os dois grupos com valores de P (0,391, 1,000 e 0,563), sendo que a percentagem de doentes com trombo TIMI de grau V no grupo A foi de 52%, enquanto no grupo B foi de 55,3%, os doentes com trombo TIMI de grau IV no grupo A foram 33,3%, enquanto no grupo B foram 33,3% e os doentes com trombo TIMI de grau III no grupo A foram 14,7%, enquanto no grupo B foram 11,3%.

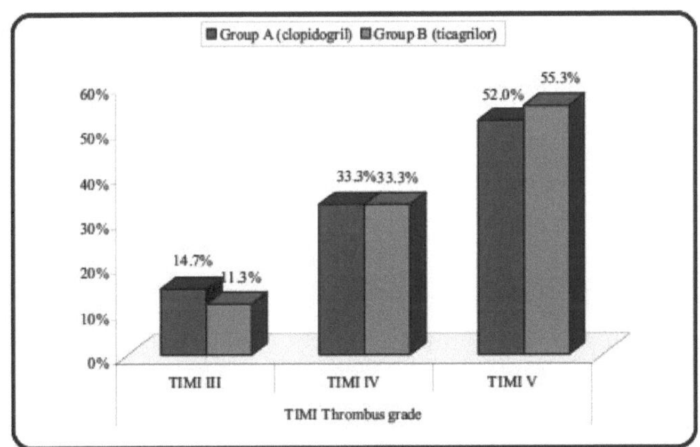

Figura (13): Comparação entre o Grupo A e o Grupo B quanto ao grau de trombo TIMI

Tabela (10): Comparação entre o Grupo A e o Grupo B relativamente a No reflow (fluxo TIMI e MBG), FE, Crusade risk score

		Grupo A (clopidogril) N.º = 150	Grupo B (ticagrilor) N.º = 150	Valor de teste	Valor de p	Sig.
N.º de stents	Mediana (IQR) Gama	1 (1 - 2) 0 - 3	1 (1 - 2) 0 - 3	-0.180$	0.857	NS
Sem refluxo		56 (37.3%)	21 (14.0%)	21.402*	0.001	HS
Medicamentos intracoronários		56 (37.3%)	35 (23.3%)	6.956*	0.008	HS

Tirofiban Adrenalina Nitroglicerina Adenosina Verapamil		48 (32.0%) 9 (6.0%) 10 (6.7%) 3 (2.0%) 2 (1.3%)	35 (23.3%) 3 (2.0%) 0 (0.0%) 0 (0.0%) 0 (0.0%)	2.815* 3.125* 10.345* 3.030* 2.013*	0.093 0.077 0.001 0.082 0.156	NS NS HS NS NS
Fluxo TIMI	TIMI 0 TIMI 1 TIMI 2 TIMI 3	3 (2.0%) 17 (11.3%) 34 (22.7%) 96 (64.0%)	2 (1.3%) 5 (3.3%) 14 (9.3%) 129 (86.0%)	19.919*	0.001	HS
MBG	Grau 0 Grau 1 Grau 2 Grau 3	6 (4.0%) 24 (16.0%) 27 (18.0%) 93 (62.0%)	2 (1.3%) 5 (3.3%) 14 (9.3%) 129 (86.0%)	24.408*	0.001	HS
Eco EF	Média ± DP Gama	40.50 ± 7.93 % 20 - 55 %	42.55 ± 8.88 % 25 - 70 %	-2.111'	0.036	S
HBA1C	Média ± DP Gama	9.33 ± 1.22 7.5 - 13	9.24 ± 1.56 6.7 - 14.8	0.586"	0.558	NS
Pontuação de risco da Cruzada	Baixo Moderado Elevado Muito elevado	34 (22.7%) 71 (47.3%) 39 (26.0%) 6 (4.0%)	41 (27.3%) 81 (54.0%) 17 (11.3%) 11 (7.3%)	11.425*	0.010	S

P-valor >0,05: Não significativo (NS); P-valor <0,05: Significativo (S); P-valor< 0,01: altamente significativo (HS), * :Teste do Qui-quadrado; -: Teste t independente; $: Teste Mann Whitney

A tabela (10) e as figuras (14,15,16,17), comparam o Grupo A e B no que respeita ao número de stents, no reflow, fluxo TIMI, MBG, ECHO EF, HBA1C, crusade risk score, não havendo diferença estatisticamente significativa entre os dois grupos no que respeita ao número de stents e HBA1c.

Como nota, a escolha de pré-dilatação com balão, fármacos intracoronários ou aspiração de trombos foi deixada ao critério do operador.

Relativamente à ausência de refluxo, verificou-se uma diferença estatisticamente muito significativa entre os dois grupos estudados, com um valor de P de 0,001, em que 37,3 % dos doentes do grupo A não desenvolveram refluxo, enquanto apenas 14 % dos doentes do grupo B não desenvolveram refluxo.

Relativamente ao fluxo TIMI, verificou-se uma diferença estatisticamente muito significativa entre os dois grupos estudados, com um valor de P de 0,001, em que no grupo A 64% dos doentes desenvolveram fluxo TIMI III, 22,7% fluxo TIMI II, 11,3% TIMI I e 2% TIMI 0, enquanto no grupo B 86% dos doentes desenvolveram fluxo TIMI III, 9,3% TIMI II, 3,3% TIMI I e 1,3% TIMI 0.

Relativamente à MBG, verificou-se uma diferença estatisticamente muito significativa entre os dois grupos com um valor de P de 0,001, sendo que no grupo A a percentagem de doentes com MBG de graus 0,1,2 e 3 foi de 4%, 16%, 18% e 62%, respetivamente, enquanto no grupo B a percentagem de doentes com MBG de graus 0,1,2 e 3 foi de 1,3%, 3,3%, 9,3% e 86%, respetivamente.

No que respeita ao eco-FE, verificou-se uma diferença estatisticamente significativa entre os dois grupos, com um valor de P de 0,036, em que o FE médio nos doentes do grupo A foi de 40,50 ± 7,93%, enquanto o FE médio nos doentes do grupo B foi de 42,55 ± 8,88%.

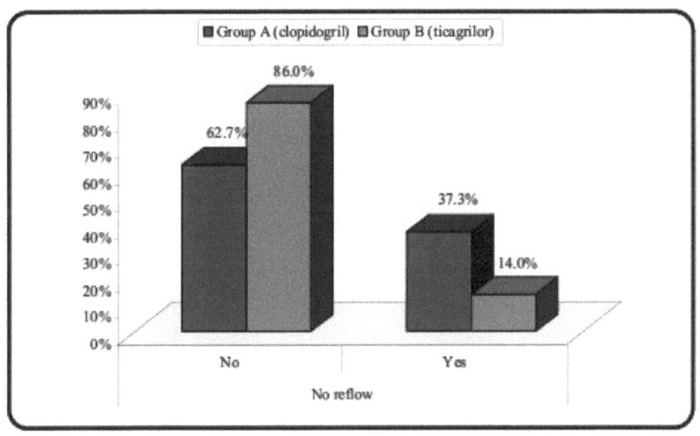

Figura (14): Comparação entre o Grupo A e o Grupo B

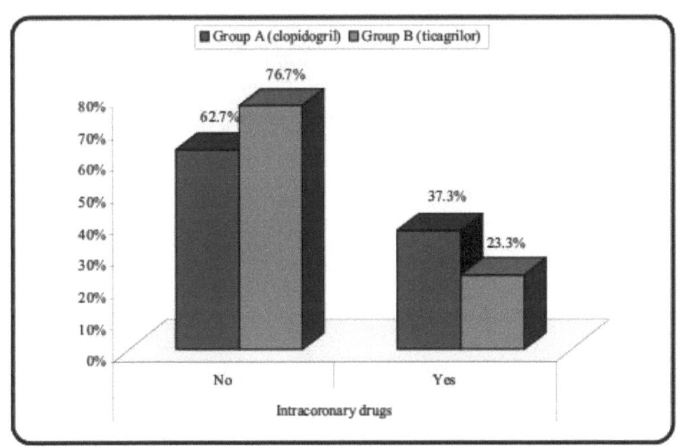

Figura (15): Comparação entre o Grupo A e o Grupo B em relação às drogas intracoronarianas

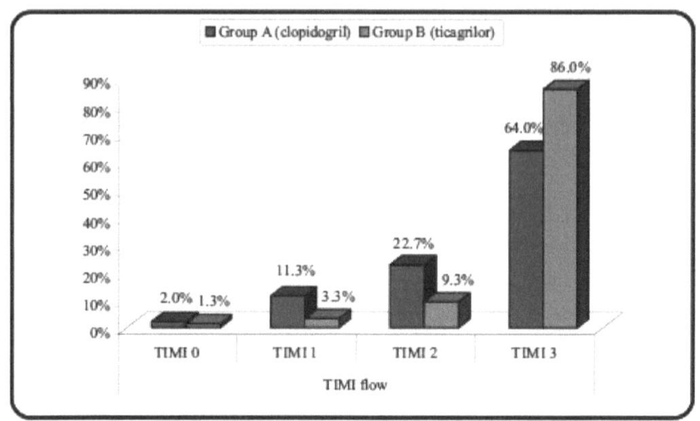

Figura (16): Comparação entre o Grupo A e o Grupo B quanto ao fluxo TIMI

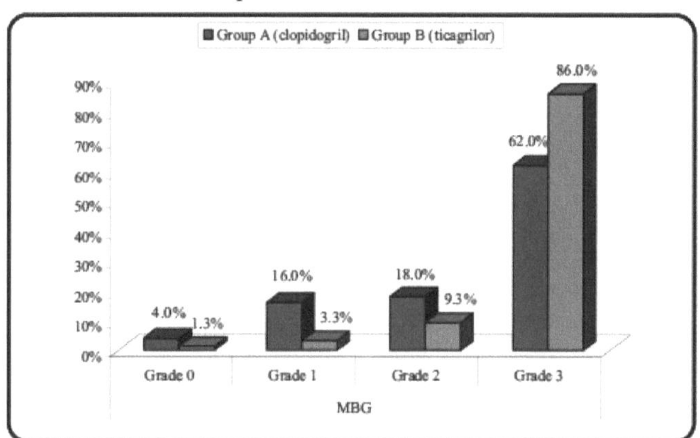

Figura (17): Comparação entre o Grupo A e o Grupo B relativamente à MBG

Tabela (11): Comparação entre o Grupo A e o Grupo B em relação a sangramento, trombose de stent, acidente vascular cerebral e morte

		Grupo A (clopidogril)		Grupo B (ticagrilor)		Valor de teste*	Valor de p	Sig.
		Não.	%	Não.	%			
Hemorragia	**Não**	143	95.3%	136	90.7%	2.509	0.113	NS
	Sim	7	4.7%	14	9.3%			
Estratificação da hemorragia	**Menor**	4	57.1%	8	57.1%	0.000	1.000	NS
	Major	3	42.9%	6	42.9%			
trombose de stent	**Não**	148	98.7%	150	100.0%	2.013	0.156	NS
	Sim	2	1.3%	0	0.0%			
Mudança para outro antiplaquetário	**Não**	138	92.0%	140	93.3%	0.196	0.658	NS
	Sim	12	8.0%	10	6.7%			
Morte	**Não**	146	97.3%	148	98.7%	0.680	0.409	NS
	Sim	4	2.7%	2	1.3%			
Acidente vascular cerebral	**Não**	148	98.7%	149	99.3%	0.337	0.562	NS
	Sim	2	1.3%	1	.7%			

P-valor >0,05: Não significativo (NS); P-valor <0,05: Significativo (S); P-valor< 0,01: altamente significativo (HS), * :Teste do Qui-quadrado

A tabela (11) e a figura (18), comparam os pacientes do grupo A e do grupo B em relação ao sangramento (maior e menor), MACE (AVC, trombose intra-stent e morte):

Não houve diferença estatisticamente significativa entre os doentes de ambos os grupos relativamente ao risco global de hemorragia, com um valor de P de 0,113.

Não houve diferença estatisticamente significativa entre os dois grupos no que respeita a trombose instentânea, acidente vascular cerebral ou morte, com valores de P 0,156, 0,562 e 0,409, respetivamente.

Esta tabela mostra também que cerca de 12 doentes (8%) do grupo A mudaram do clopidogrel para outro antiplaquetário (Ticagrilor), enquanto 10 doentes (6,2%) do grupo B mudaram do Ticagrilor para outro antiplaquetário (clopidogrel)

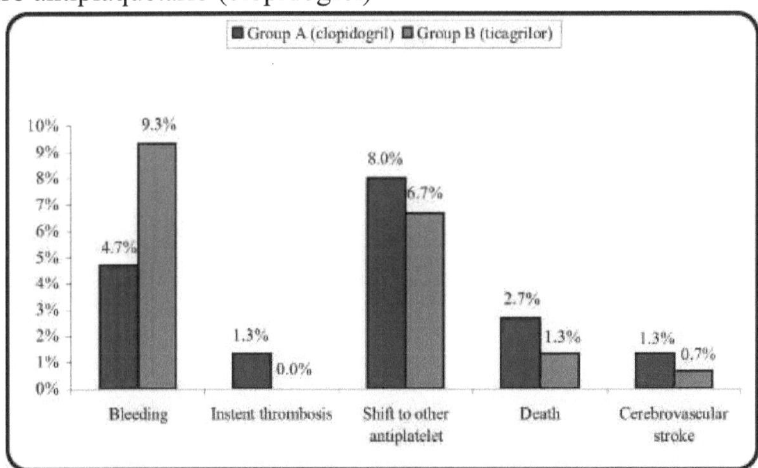

Figura (18): Comparação entre o Grupo A e o Grupo B relativamente a hemorragia, trombose instentânea, AVC e morte

Tabela (12): Comparação entre o grupo A e o grupo B para pacientes > 70 anos em relação ao fluxo TIMI, MBG e risco de sangramento

		Grupo A (clopidogril)		Grupo B (ticagrilor)		Valor de teste*	Valor P	Sig.
		Não.	%	Não.	%			
Grau de trombo TIMI	TIMI III	3	27.3%	1	7.7%	3.524	0.172	NS
	TIMI IV	1	9.1%	5	38.5%			

	TIMI V	7	63.6%	7	53.8%			
Sem refluxo	**Não**	5	45.5%	10	76.9%	2.517	0.113	NS
	Sim	6	54.5%	3	23.1%			
Fluxo TIMI	**TIMI 0**	1	9.1%	0	0.0%	3.055	0.383	NS
	TIMI 1	2	18.2%	1	7.7%			
	TIMI 2	3	27.3%	2	15.4%			
	TIMI 3	5	45.5%	10	76.9%			
MBG	**Grau 0**	3	27.3%	0	0.0%	5.203	0.158	NS
	Grau 1	2	18.2%	1	7.7%			
	Grau 2	1	9.1%	2	15.4%			
	Grau 3	5	45.5%	10	76.9%			
Hemorragia	**Não**	8	72.7%	7	53.8%	0.906	0.341	NS
	Sim	3	27.3%	6	46.2%			
Estratificação da hemorragia	**Menor**	0	0.0%	3	50.0%	2.250	0.134	NS
	Major	3	100.0%	3	50.0%			

P-valor >0,05: Não significativo (NS); P-valor <0,05: Significativo (S); P-valor< 0,01: altamente significativo (HS)

*:Teste do Qui-quadrado

A Tabela (12) mostra a comparação de subanálises para doentes idosos > 70 anos relativamente ao grau de trombo TIMI, ausência de refluxo, fluxo TIMI, MBG, hemorragia global, hemorragia maior e menor, não havendo diferenças estatisticamente significativas entre os dois grupos no que diz respeito ao grau de trombo TIMI, ausência de refluxo, fluxo TIMI, MBG, hemorragia maior e menor, com valores de P 0,172, 0,113, 0,383, 0,158, 0,341 e 0,134, respetivamente.

Discussão

A doença cardíaca esquémica tem contribuído amplamente para a morbilidade e a mortalidade em todo o mundo ***(Townsend et al., 2016).*** Esta carga significativa forneceu uma justificação para uma investigação extensiva que se centrou no tratamento e na prevenção do espetro da DAC, começando pela doença arterial coronária estável (DACS) e pelo STEMI.

No nosso estudo comparámos os efeitos da dose de carga de Ticagrelor e clopidogrel em doentes diabéticos com STEMI submetidos a intervenção coronária percutânea primária no que respeita à prevenção de ausência de refluxo, trombose do stent e risco hemorrágico a curto prazo. A reperfusão miocárdica foi avaliada com base no grau TIMI e no grau de blush miocárdico. O estudo foi realizado em 300 pacientes que foram randomizados em 2 grupos Grupo A de 150 pacientes que receberam clopidogrel e grupo B de 150 pacientes que receberam Ticagrelor.

No nosso estudo, verificou-se uma diferença altamente significativa entre os dois grupos estudados no que diz respeito à ausência de refluxo, com um valor de P de 0,001, em que 37,3 % dos doentes do grupo A não desenvolveram refluxo, enquanto apenas 14 % dos doentes do grupo B não desenvolveram refluxo.

Relativamente ao fluxo TIMI, verificou-se uma diferença altamente significativa entre os dois grupos estudados com um valor de P 0,001. No grupo A, 64% dos doentes desenvolveram fluxo TIMI III, 22,7% fluxo TIMI II, 11,3% TIMI I e 2% TIMI 0, enquanto no grupo B 86% dos doentes desenvolveram fluxo TIMI III, 9,3% TIMI II, 3,3% TIMI I e 1,3% TIMI 0

No que diz respeito à MBG, verificou-se uma diferença altamente significativa entre os dois grupos com um valor de P de 0,001, sendo que no grupo A a percentagem de doentes com MBG de graus 0,1,2 e 3 foi de 4%, 16%, 18% e 62%, respetivamente, enquanto no grupo B a percentagem de doentes com MBG de graus 0,1,2 e 3 foi de 1,3%, 3,3%, 9,3% e 86%, respetivamente.

Relativamente à eco-FE, verificou-se uma diferença estatisticamente significativa entre os dois grupos, com um valor de P de 0,036, em que a FE média nos doentes do grupo A foi de 40,50 ± 7,93%, enquanto a FE média nos doentes do grupo B foi de 42,55 ± 8,88%

Nosso estudo foi concordante com um estudo recente envolvendo 298 pacientes com IAMCSST submetidos a ICP primária, a administração de ticagrelor resultou em uma taxa mais alta de resolução completa do segmento ST, maior grau de blush miocárdico e menor contagem de quadros TIMI corrigidos, em comparação com o grupo clopidogrel ***(Wang et al., 2019).***

Para além disso, o nosso estudo foi também concordante com uma recente meta-análise chinesa publicada em 2018 e que envolveu 14 ensaios clínicos aleatorizados e um estudo observacional, que descreveu a superioridade do ticagrelor em termos de CNR, bem como a incidência de eventos cardiovasculares adversos major (MACE) ***(Dai et al., 2018).***

Resultados contraditórios do ensaio MICAMI-TICLO mostraram que o ticagrelor não melhorou significativamente os parâmetros angiográficos ou electrocardiográficos de reperfusão do miocárdio em doentes com STEMI, em comparação com o clopidogrel ***(Winter et al., 2014).*** Resultados semelhantes foram descritos por Di Vito e seus colegas, onde os índices de reperfusão (contagem de fluxo TIMI e MBG), bem como a resolução do segmento ST, foram comparáveis nos grupos clopidogrel e ticagrelor ***(Di Vito et al., 2016).*** Em 2012, Armstrong et al. demonstraram que, em pacientes com STEMI, o ticagrelor não melhorou a resolução da elevação do segmento ST, que é um dos marcadores de perfusão miocárdica bem-sucedida ***(Armstrong et al., 2012).***

Uma meta-análise recente, publicada em 2019, mostrou que a carga precoce de clopidogrel no contexto de síndromes coronárias agudas está associada a uma maior eficácia, enquanto a eficácia do ticagrelor não foi afetada pelo tempo de carga. Assim, o fator tempo é um ingrediente importante na equação ***(Komosa et al., 2019).*** Este estudo mostrou níveis mais elevados de enzimas cardíacas no grupo do clopidogrel em comparação com o grupo do ticagrelor. Este facto é consistente com os resultados do ensaio CV-TIME, embora a diferença não tenha sido estatisticamente significativa em nenhum deles ***(Park et al., 2016).***

No nosso estudo não houve diferença estatisticamente significativa entre os dois grupos no que diz respeito a trombose instentânea, acidente vascular cerebral ou morte, com valores de P 0,156, 0,562 e 0,409, respetivamente.

Nosso estudo foi concordante com a revisão sistemática e meta-análise publicada em 2018 sobre a escolha entre ticagrelor e clopidogrel após intervenção coronária percutânea, onde os resultados não mostraram nenhuma diferença significativa na mortalidade por todas as causas, eventos cardíacos adversos maiores (MACEs), infarto do miocárdio, acidente vascular cerebral e trombose de stent observada entre ticagrelor e clopidogrel com (OR: 0.83, 95% CI: 0.67-1.03; *P =.09),* (OR: 0.64, 95% CI: 0.41-1.01; *P* =.06), (OR: 0.77, 95% CI: 0.57-1.03; *P* =.08), (OR: 0.85, 95% CI: 0.57-1.26; *P* =.42) e (OR: 0.70, 95% CI: 0.47-1.05; *P* =.09) ***(Guan et al, 2018).***

No nosso estudo, não houve diferença estatisticamente significativa entre os doentes de ambos os grupos no que diz respeito à hemorragia global nem às hemorragias maiores e menores, com valores de P 0,113, 1 respetivamente.

O nosso estudo foi concordante com o estudo que comparou Ticagrelor versus Clopidogrel em Pacientes com Síndromes Coronárias Agudas, publicado em 2009, cujos resultados mostraram que os grupos ticagrelor e clopidogrel não diferiram significativamente no que diz respeito às taxas de hemorragia major definidas no estudo (11,6% e 11,2%, respetivamente; P=0,43). Também não houve diferença significativa nas taxas de hemorragia major de acordo com os critérios TIMI (7,9% com ticagrelor e

7,7% com clopidogrel, P=0,57) ou hemorragia fatal ou com risco de vida (5,8% em ambos os grupos, P=0,70). A ausência de uma diferença significativa na hemorragia major de acordo com a definição do ensaio foi consistente entre todos os subgrupos, sem heterogeneidade significativa, exceto no que diz respeito ao índice de massa corporal (P=0,05 para interação) ***(Wallentin et al., 2009).***

O nosso estudo mostrou uma subanálise comparativa para os doentes idosos > 70 anos relativamente ao grau de trombo TIMI, ausência de refluxo, fluxo TIMI, MBG, hemorragia global, hemorragia maior e hemorragia menor, em que não se verificaram diferenças estatisticamente significativas entre os dois grupos no que diz respeito ao grau de trombo TIMI, ausência de refluxo, fluxo TIMI, MBG, com valores de P 0,086, 0,113, 0,257 e 0,158, respetivamente.

O nosso estudo foi concordante com o registo do swedheart comparando Ticagrelor e Clopidogrel em Pacientes Idosos com SCA publicado em 2020, onde os resultados mostraram que em pacientes >80 anos, a incidência do resultado isquémico primário (hazard ratio, 0,97 [intervalo de confiança de 95%, 0,88-1,06]) foi semelhante para pacientes tratados com ticagrelor e clopidogrel ***(Szummer et al., 2020).***

O nosso estudo mostrou na comparação da subanálise para os doentes idosos > 70 anos que não houve diferença estatisticamente significativa entre os dois grupos no que diz respeito à hemorragia global, hemorragia major e hemorragia minor com valores de P 0,341 e 0,134 respetivamente.

O nosso estudo foi concordante com um subestudo do Prospective Randomized PLATelet Inhibition and Patient Outcomes (PLATO) Trial comparing Ticagrelor Versus Clopidogrel in Elderly Patients With Acute Coronary Syndromes, que demonstrou que não foi observado qualquer aumento na hemorragia global major definida pelo PLATO com ticagrelor versus clopidogrel em doentes com idade >75 anos (hazard ratio, 1.02; intervalo de confiança de 95%, 0,82-1,27) ou em pacientes com idade <75 anos (razão de risco, 1,04; intervalo de confiança de 95%, 0,94-1,15) ***(Steen et al, 2012).***

Resumo
A dequação do fluxo coronário pode ser avaliada através de vários métodos como o grau TIMI e o grau de blush miocárdico. O fenómeno de no-reflow, definido como uma reperfusão incompleta a nível microvascular apesar da patência adequada da artéria ocluída, continua a ser uma limitação importante da intervenção percutânea primária em doentes com STEMI. O nosso objetivo neste estudo é investigar a relação entre a dose de carga antiplaquetária, quer seja Ticagrelol ou Clopidogrel, e o fluxo coronário pós-intervenção e o risco de hemorragia nestes doentes.
O objetivo deste estudo foi comparar os efeitos da dose de carga pré-operatória de Ticagrelor e clopidogrel em pacientes diabéticos com STEMI submetidos a intervenção coronária percutânea primária no que diz respeito à prevenção de não refluxo, trombose instantânea e risco de hemorragia a curto prazo. A reperfusão miocárdica será avaliada com base no grau TIMI e no grau de rubor miocárdico.
O estudo incluiu trezentos doentes diabéticos que se apresentaram nos hospitais universitários de Ain shams com o diagnóstico de STEMI nas urgências e que cumpriam os critérios de inclusão e foram aleatorizados para receber Ticagrelor (150 doentes) ou clopidogrel (150 doentes)
O fluxo TIMI pós-intervenção, MBG, Echo EF, quaisquer episódios hemorrágicos e MACE foram acompanhados nos doentes de ambos os grupos.
A maioria dos doentes em ambos os grupos tinha a DAE como vaso responsável pela sua apresentação, com percentagens de 52% e 48% nos grupos A e B, respetivamente. O segundo vaso culpado mais comum foi a CD, com percentagens de 32% e 36% nos grupos A e B, respetivamente. A percentagem de doentes com outros vasos afectados foi de 56% e 51,3% nos grupos A e B, respetivamente. Relativamente à ausência de refluxo, verificou-se uma diferença altamente significativa entre os dois grupos estudados, com um valor de P de 0,001, em que 37,3% dos doentes do grupo A não desenvolveram refluxo, enquanto apenas 14% dos doentes do grupo B

não desenvolveram refluxo.

No que respeita ao fluxo TIMI, verificou-se uma diferença altamente significativa entre os dois grupos estudados, com um valor de P de 0,001, em que no grupo A 64% dos doentes desenvolveram fluxo TIMI III, 22,7% fluxo TIMI II, 11,3% TIMI I e 2% TIMI 0, enquanto no grupo B 86% dos doentes desenvolveram fluxo TIMI III, 9,3% TIMI II, 3,3% TIMI I e 1,3% TIMI 0

Relativamente à MBG, verificou-se uma diferença altamente significativa entre os dois grupos com um valor de P de 0,001, sendo que no grupo A a percentagem de doentes com MBG de graus 0,1,2 e 3 foi de 4%, 16%, 18% e 62%, respetivamente, enquanto no grupo B a percentagem de doentes com MBG de graus 0,1,2 e 3 foi de 1,3%, 3,3%, 9,3% e 86%, respetivamente.

Não houve diferença estatisticamente significativa entre os doentes de ambos os grupos no que diz respeito à hemorragia global nem à hemorragia maior e menor, com valores de P 0,113, 1 respetivamente

Não houve diferença estatisticamente significativa entre os dois grupos no que respeita a trombose instentânea, AVC ou morte, com valores de P 0,156, 0,562 e 0,409, respetivamente.

Comparação de subanálises para doentes idosos > 70 anos relativamente ao grau de trombo TIMI, ausência de refluxo, fluxo TIMI, MBG, hemorragia global, hemorragia maior e hemorragia menor, em que não se verificaram diferenças estatisticamente significativas entre os dois grupos no que diz respeito ao grau de trombo TIMI, ausência de refluxo, fluxo TIMI, MBG, hemorragia global, hemorragia maior e hemorragia menor, com valores de P 0,086, 0,113, 0,257, 0,158, 0,341 e 0,134, respetivamente.

A administração de ticagrelor antes da ICP primária resultou numa melhoria do fluxo TIMI e do MBG, mas não diminuiu a incidência de MACE intra-hospitalar. Também não se verificou um aumento significativo do risco de hemorragias maiores ou menores em doentes jovens e idosos.

Em resumo, o nosso estudo concluiu que a carga de ticagrelor na ICP primária resultou numa melhoria do fluxo TIMI pós-procedimento,

MBG e fração de ejeção, e também não houve um aumento significativo do risco de hemorragia maior ou menor em doentes jovens e idosos, mas não diminuiu a incidência de MACE intra-hospitalar.

Com base nos resultados deste estudo, é altamente recomendável o uso rotineiro de ticagrelor antes da ICP primária em pacientes com IAMCSST.

Limitações

• Este foi um estudo num único centro, envolvendo um número relativamente pequeno de pacientes. No nosso estudo, os preditores de ausência de refluxo foram equilibrados entre os dois grupos. Apenas foi efectuado um acompanhamento intra-hospitalar, sem seguimento a longo prazo.

• Além disso, o tipo de stent implantado, o seu diâmetro e comprimento e a necessidade de dilatação pré ou pós-implantação foram variáveis bastante diferentes entre os dois grupos.

• Outros métodos, além do fluxo TIMI e do MBG, devem ser utilizados na avaliação do fluxo miocárdico, como a ressonância magnética cardíaca ou o ecocardiograma com contraste miocárdico. É necessário um estudo randomizado controlado de maior dimensão para comprovar ou refutar os resultados obtidos no presente estudo.

Conclusão e recomendações

- A carga de ticagrelor antes da ICP primária resultou numa melhoria do fluxo TIMI pós-procedimento.
- Também aumentou o MBG pós-procedimento.
- Isto resultou num aumento significativo do número de doentes com maior fração de ejeção pós-procedimento, conforme medido pelo método de Simpson modificado.
- No entanto, não diminuiu a incidência de MACE intra-hospitalar
- Também não se registou um aumento significativo do risco de hemorragias maiores ou menores em doentes jovens e idosos.
- Com base nos resultados deste estudo, recomendamos vivamente a utilização de rotina da dose de carga de ticagrelor antes da ICP primária em doentes com EAMCST com um bom perfil de segurança, mesmo em doentes idosos.

Referências

Al-Jabari AM, Elserafy AS e Abuemara HZ (2017): Efeito do pré-tratamento crónico com beta-bloqueadores no fenómeno no-reflow em doentes diabéticos com enfarte agudo do miocárdio com elevação do segmento ST submetidos a intervenção coronária percutânea primária. Egypt Heart J. 69(3):171-175.

Amano H, Ikeda T, Toda M, et al. (2016): Plaque composition and no-reflow phenomenon during percutaneous coronary intervention of low-echoic structures in grayscale intravascular ultrasound. Int Heart J. 57(3):285-91.

Angiolillo DJ e Capranzano P (2008): Pharmacology of emerging novel platelet inhibitors. Am Heart J. 156:S10- 5

Armstrong D, Summers C, Ewart L, et al. (2014): Characterization of the adenosine pharmacology of ticagrelor reveals therapeutically relevant inhibition of equilibrative nucleoside transporter 1. J Cardiovasc Pharmacol Ther. 19(2):209-19.

Armstrong PW, Granger CB, Adams PX, et al. (2007): Investigadores APEX AMI. Pexelizumab for acute ST- elevation myocardial infarction in patients undergoing primary percutaneous coronary intervention: a randomized controlled trial. JAMA. 297(1):43-51.

Armstrong PW, Siha H, Fu Y, et al. (2012): Síndromes coronárias agudas com elevação do segmento ST no ensaio de inibição de plaquetas e resultados do paciente: percepções do subestudo de ECG. Circulation; 125:514-21.

Assali AR, Sdringola S, Ghani M, et al. (2000): Adenosina intracoronária administrada durante a intervenção percutânea no enfarte agudo do miocárdio e redução da incidência do fenómeno "no reflow". Catheter Cardiovasc Interv. 51(1):27-31.

Atar D, Petzelbauer P, Schwitter J, et al. (2009): Para os Investigadores F.I.R.E.. Effect of intravenous FX06 as an adjunct to primary percutaneous coronary intervention for acute ST-segment elevation myocardial infarction results of the F.I.R.E. (Efficacy of FX06 in the Prevention of Myocardial Reperfusion Injury) trial. J Am

Coll Cardiol. 53:720-9.

Awadalla H, Salloum J, Moustapha A, et al. (2003): A trombectomia reolítica não previne o refluxo lento ou nulo durante a intervenção coronária percutânea no enfarte agudo do miocárdio. Int J Angiol. 12:183-7.

Bolayir HA, Gunes H, Kivrak T, et al. (2017): O papel do SCUBE1 na patogênese do fenômeno no-reflow que se apresenta com infarto do miocárdio com elevação do segmento ST. Anatol J Cardiol. 18: 122-7.

Bouleti C, Mewton N e Germain S (2015): O fenómeno de no-reflow: estado da arte. Arch Cardiovasc Dis. 108: 661-74.

Canto JG, Kiefe CI, Rogers WJ, et al. (2011): Investigadores NRMI. Número de factores de risco de doença coronária e mortalidade em doentes com primeiro enfarte do miocárdio. JAMA. 306(19):21

Caiazzo G, Musci RL, Frediani L, et al. (2020) Estado da arte: fenómeno de não-refluxo. Cardiology Clinics. 1;38(4):563-73.

Cayla G, Hulot JS, O'Connor SA, et al. (2011): Factores clínicos, angiográficos e genéticos associados à trombose precoce do stent coronário. JAMA. 306:1765-74.

Chen WR, Tian F, Chen YD, et al. (2016): Efeitos do liraglutide no no-reflow em pacientes com infarto agudo do miocárdio com elevação do segmento ST. Int J Cardiol. 208: 109-14.

Choo EH, Kim PJ, Chang K, et al. (2014): O impacto dos fenómenos de noreflow após intervenção coronária percutânea primária: uma análise tempo-dependente da mortalidade. Coron. Artery Dis. 25(5):392-398.

Cosentino F, Grant PJ, Aboyans V et al. (2020): ESC Scientific Document Group, 2019 ESC Guidelines on diabetes, pre-diabetes, and cardiovascular diseases developed in collaboration with the EASD: A Task Force para a diabetes, pré-diabetes e doenças cardiovasculares da Sociedade Europeia de Cardiologia (ESC) e da Associação Europeia para o Estudo da Diabetes (EASD), European Heart Journal, 41(2): 255-323

Cuculi F, De Maria GL, Meier P, et al. (2014): Impacto da obstrução microvascular na avaliação da reserva de fluxo coronário, índice de resistência microcirculatória e reserva de fluxo fracionado após infarto do miocárdio com elevação do segmento ST. J Am Coll Cardiol. 64:1894-904.

Cung TT, Morel O, Cayla G, et al. (2015): Ciclosporina antes da ICP em pacientes com infarto agudo do miocárdio. N Engl J Med. 373:1021-31

Dai W, Ye Z, Li L, et al. (2018): Efeito da dose de carga pré-operatória de ticagrelor e clopidogrel no fenômeno no-reflow durante a intervenção em pacientes com infarto do miocárdio com elevação do segmento ST submetidos à intervenção coronária percutânea primária: uma revisão sistemática e meta-análise. Drug Des Devel Ther; 12:2039-2049.

Dash D (2013): Complicações da intervenção coronária: embolização do dispositivo, não-refluxo e embolia aérea. Heart Asia. 5: 54-8.

De Servi S, Goedicke J, Schirmer A e Widimsky P (2014): Resultados clínicos para prasugrel versus clopidogrel em pacientes com angina instável ou infarto do miocárdio sem elevação do segmento ST: uma análise do estudo TRITON-TIMI 38. Eur Heart J Acute Cardiovasc Care. 3: 363-72.

De Vita M, Burzotta F, Biondi-Zoccai GG, et al. (2009): Individual patient data meta-analysis comparing clinical outcome in patients with ST elevation myocardial infarction treated with percutaneous coronary intervention with or without prior thrombectomy. ATTEMPT study: a pooled analysis of trials on Thrombectomy in acute myocardial infarction based on individual PatienT data. Vasc Health Risk Manag. 5:243-7.

Deibele AJ, Jennings LK, Tcheng JE, et al. (2010): Intracoronary eptifibatide bolus administration during percutaneous coronary revascularization for acute coronary syndromes with evaluation of platelet glycoprotein IIb/IIIa recetor occupancy and platelet function: the intracoronary Eptifibatide (ICE) trial. Circulation. 121:784-91.

Del Turco S, Basta G, De Caterina AR, et al. (2019): Diferente perfil inflamatório em pacientes jovens e idosos com IAMCSST submetidos à intervenção coronária percutânea primária (ICPP): sua influência no no-reflow e na mortalidade. Int. J. Cardiol. 290:34-39.

Di Vito L, Versaci F, Limbruno U, et al. (2016): Impacto dos inibidores orais de P2Y12 na carga de trombo residual e índices de reperfusão em pacientes com infarto do miocárdio com elevação do segmento ST. J Cardiovasc Med (Hagerstown).17(9):701-6.

Durante A e Camici PG (2015): Novos insights sobre um fenómeno "antigo": o não refluxo. Int J Cardiol. 187:273-80.

Durante A, Laricchia A, Benedetti G, et al. (2017): Identificação de pacientes de alto risco após infarto do miocárdio com elevação de ST: comparação entre parâmetros angiográficos e de ressonância magnética. Circ Cardiovasc Imaging. 10: e005841.

Ellis SG, Tendera M, de Belder MA, et al. (2008): Facilitated PCI in patients with ST-elevation myocardial infarction. N Engl J Med. 358(21):2205-2217.

Forman MB e Jackson EK (2007): Importância da perfusão tecidual em pacientes com infarto do miocárdio com elevação do segmento ST submetidos a estratégias de reperfusão: papel da adenosina. Clin Cardiol. 30: 583-5.

Forman MB, Hou D e Jackson EK (2008): Tratamento de "no-reflow" agudo com adenosina intracoronária em pacientes durante intervenção coronária percutânea. Tex Heart Inst J. 35: 439-46.

Freixa X, Bellera N, Ortiz-Perez JT, et al. (2012): Ischaemic post-conditioning revisited: lack of effects on infarct size following primary percutaneous coronary intervention. Eur Heart J. 33: 103-12.

Friedland S, Eisenberg MJ, Shimony A (2011): Metaanalysis of randomized controlled trials of intracoronary versus intravenous administration of glycoprotein IIb/IIIa inhibitors during percutaneous coronary intervention for acute coronary syndrome. Am J Cardiol 108(9):1244- 1251.

Furie B e Furie BC (2008): Mechanisms of thrombus formation (Mecanismos de formação de trombos). N Engl J Med. 359: 938-49.

Gachet C (2012): Receptores P2Y12 em plaquetas e outras células hematopoiéticas e não hematopoiéticas. Purinergic Signal. 8:609-19.

Galiuto L, Garramone B, Burzotta F, et al. (2006): Thrombus aspiration reduces microvascular obruction after primary coronary intervention: a myocardial contrast echocardiography substudy of the REMEDIA Trial. Journal of the American College of Cardiology; 48(7):1355-60.

Ge J, Schafer A, Ertl G, et al. (2017): Aspiração de trombo para infarto do miocárdio com elevação do segmento ST na era moderna: ainda uma questão de debate? Circ Cardiovasc Interv. 10: e005739.

Gibson CM, de Lemos JA, Murphy SA, et al. (2001): Combination therapy with abciximab reduces angiographically evident thrombus in acute myocardial infarction: a TIMI 14 substudy. Circulation. 103: 2550- 4.

Gibson CM, Murphy SA, Rizzo MJ, et al. (1999): Grupo de estudo da trombólise no enfarte do miocárdio (TIMI). Relação entre a contagem de quadros TIMI e os resultados clínicos após a administração de trombolíticos. Circulation. 99: 1945-50.

Gu YL, Kampinga MA, Wieringa WG, et al. (2010): Intracoronary versus intravenous administration of abciximab in patients with ST-segment elevation myocardial infarction undergoing primary percutaneous coronary intervention with thrombus aspiration: the comparison of intracoronary versus intra venous abciximab administration during emergency reperfusion of ST-segment elevation myocardial infarction (CICERO) trial. Circulation. 122: 2709-17.

Guan W, Lu H, Yang K (2018): Escolha entre ticagrelor e clopidogrel após intervenção coronária percutânea: Uma revisão sistemática e Meta-Análise (2007-2017). Medicina; 97(43).

Guo F, Chai W, Liu M, et al. (2017): A relação entre MMP-9 e refluxo da artéria relacionada ao infarto em pacientes com STEMI agudo. J Diabetes Metab. 8: 749.

Gurbel PA, Bliden KP, Butler K, et al. (2009): Avaliação aleatória em dupla ocultação do início e da compensação dos efeitos antiplaquetários do ticagrelor versus clopidogrel em doentes com doença arterial coronária estável: o estudo Onset/Offset. Circulation. 120: 2577-85.

Hahn JY, Song YB, Kim EK, et al. (2013): Pós-condicionamento isquémico durante a intervenção coronária percutânea primária: os efeitos do pós-condicionamento na reperfusão do miocárdio em pacientes com enfarte do miocárdio com elevação do segmento ST (POST) ensaio randomizado. Circulation. 128: 1889-96.

Hale SL e Kloner RA (2015): Dabigatran treatment: effects on infarct size and the no-reflow phenomenon in a model of acute myocardial ischemia/reperfusion. J Thromb Thrombolysis. 39: 50-4.

Hale SL, Dae MW e Kloner RA (2003): Hypothermia during reperfusion limits no reflow injury in a rabbit model of acute myocardial infarction. Cardiovasc Res. 59: 715-22.

Headrick JP e Lasley RD (2009): Adenosine receptors and reperfusion injury of the heart. Handb Exp Pharmacol. 193:189-214.

Henriques JP, Zijlstra F, van't Hof AW, et al.(2003): Avaliação angiográfica da reperfusão no enfarte agudo do miocárdio pelo grau de blush miocárdico. Circulation. 107(16):2115-9.

Hillegass WB, Dean NA, Liao L, et al. (2001): Treatment of no-reflow and impaired flow with the nitric oxide donor nitroprusside following percutaneous coronary interventions: Initial human clinical experience. J Am Coll Cardiol. 37:1335-1343.

Hochholzer W, Trenk D, Bestehorn HP, et al. (2006): Impact of the degree of peri-interventional platelet inhibition after loading with clopidogrel on early clinical outcome of elective coronary stent placement. J Am Coll Cardiol. 48:1742-50.

Hofmann R, James SK, Jernberg T, et al. (2017): Oxigenoterapia em suspeita de infarto agudo do miocárdio. N Engl J Med. 377(13):1240-1249.

Horvath M, Hajek P, Stechovsky C, et al. (2016): O papel da espetroscopia de infravermelho próximo na deteção de placas ateroscleróticas vulneráveis. Arch Med Sci. 12: 1308-16.

Hu T, Wang HC, Wang RT, et al. (2013): Efeito do pré-tratamento crónico do bloqueador dos receptores de conversão da angiotensina no fenómeno de no-reflow em doentes com enfarte agudo do miocárdio submetidos a intervenção coronária percutânea. Cardiovasc Ther.

31:e7-e11.
Husted S, James S, Becker RC, et al. (2012): Ticagrelor versus clopidogrel em pacientes idosos com síndromes coronárias agudas: um subestudo do estudo prospetivo randomizado PLATelet inhibition and patient Outcomes (PLATO). Circulation: Cardiovascular Quality and Outcomes; 5(5):680-8.
Ibanez B, James S, Agewall S, et al. (2018): ESC Scientific Document Group, 2017 ESC Guidelines for the management of acute myocardial infarction in patients presenting with ST-segment elevation: A Task Force para a gestão do enfarte agudo do miocárdio em doentes que apresentam elevação do segmento ST da Sociedade Europeia de Cardiologia (ESC), European Heart Journal, 39(2): 119-177.
Iwakura J, Ito H, Okamura A, et al. (2009): Nicorandil treatment in patients with acute myocardial infarction: a meta-analysis. Circ J. 73: 925-31.
Javadov SA, Clarke S, Das M, et al. (2003): Ischaemic preconditioning inhibits opening of mitochondrial permeability transition pores in the reperfused rat heart. J Physiol. 549:513-24.
Joly SS, Cairns JA, Yusuf S. et al. (2015): Randomized Trial of Primary PCI with or without Routine Manual Thrombectomy. N Engl J Med; 372:1389-98.
Karimianpour A e Maran A (2016): Avanços no fenómeno de não-refluxo coronário - uma revisão contemporânea. Curr Atheroscler Rep. 20: 44.
Kastrati A, Mehilli J, Schuhlen H, et al. (2004): A clinical trial of abciximab in elective percutaneous coronary intervention after pretreatment with clopidogrel. New England Journal of Medicine. 350(3):232-8.
Kedev S (2014): A prevalência e os resultados da intervenção coronária percutânea transradial para a síndrome coronária aguda. Análise do registo ISACS-TC (International Survey of Acute Coronary Syndrome in Transitional Countries) de um único centro (2010-12). Suplementos do European Heart Journal. Eur. Heart. J

(Suppl.); 16(A): 33-41.

Klein LW, Kern MJ, Berger P, Sanborn T, Block P, Babb J, Tommaso C, Hodgson JM, Feldman T, et al (2003) Society of cardiac angiography and interventions: suggested management of the no- reflow phenomenon in the cardiac catheterization laboratory. Cateterismo e intervenções cardiovasculares.;60(2):194-201.

Kloner RA, Forman MB, Gibbons RJ, et al. (2006): Impact of time to therapy and reperfusion modality on the efficacy of adenosine in acute myocardial infarction: the AMISTAD-2 trial. Eur Heart J. 27: 2400-5.

Kloner RA, Ganote CE e Jennings RB (1974): O fenómeno de "noreflow" após oclusão coronária temporária no cão. J Clin Invest; 54:1496-506.

Komosa A, Lesiak M, Krasinski Z, et al. (2019): Momento ideal de carga de inibidor P2Y12 em pacientes submetidos a ICP: uma meta-análise. Thromb Haemost; 119(6):1000-2.

Koul S, Smith JG, Schersten F, et al. (2011): Effect of upstream clopidogrel treatment in patients with ST- segment elevation myocardial infarction undergoing primary percutaneous coronary intervention. Eur Heart J. 32 (23): 2989-97.

Kuliczkowski W e Gasior M, Pres D, et al. (2015): Resistência à aspirina: impacto no no-reflow, biomarcadores plaquetários e inflamatórios em diabéticos após infarto do miocárdio com elevação do segmento ST. Cardiology.131: 41-50.

Lee CH, Tse HF (2010): Obstrução microvascular após intervenção coronária percutânea. Catheter Cardiovasc Interv. 2010;75(3): 369-377.

Lee DH e de la Torre Hernandez JM (2018): A mais nova geração de stents farmacológicos e além. Revista Europeia de Cardiologia. 13(1):54.

Li XD, Yang YJ, Hao YC, et al. (2013): Efeitos da terapia com estatina pré-procedimento no no-reflow miocárdico após intervenção coronária percutânea: uma meta-análise. Chin Med J. 126: 1755-60.

Mahaffey KW, Puma JA, Barbagelata NA, et al. (1999): A

adenosina como adjuvante da terapia trombolítica no enfarte agudo do miocárdio: resultados de um ensaio multicêntrico, aleatório e controlado por placebo: o Acute
Estudo do Enfarte do Miocárdio com Adeno-sine (AMISTAD). J Am Coll Cardiol. 34: 1711-20.

Maini A, Buyantseva L e Maini B (2013): Modificação in vivo da placa do núcleo lipídico com revascularização coronária percutânea: um estudo de espetroscopia de infravermelho próximo. J Invasive Cardiol. 25:293-5.

Mancini JG, Filion KB, Windle SB, et al. (2016): Metaanálise do efeito a longo prazo da trombectomia aspirativa de rotina em pacientes submetidos à intervenção coronária percutânea primária. Am J Cardiol. 118: 23-31.

Mangiacapra F, Muller O e Ntalianis A (2010): Comparação da dose de carga de 600 versus 300 mg de Clopidogrel em pacientes com enfarte do miocárdio com elevação do segmento ST submetidos a angioplastia coronária primária. Am J Cardiol. 106: 1208-11.

McManus DD, Gore J, Yarzebski J, et al. (2011): Tendências recentes na incidência, tratamento e resultados de pacientes com STEMI e NSTEMI. Am J Med; 124 (1): 40-7.

Mehran R, Rao SV, Bhatt DL et al. (2011): Standardized bleeding definitions for cardiovascular clinical trials a consensus report from the bleeding academic research consortium. Circulation; 123:2736-2747.

Mewton N, Thibault H, Roubille F, et al. (2013): O pós-condicionamento atenua o no-reflow em pacientes com STEMI. Basic Res Cardiol. 108: 383

Miller WL, Wright RS, Grill JP, et al (2000) Melhoria da Sobrevivência após Enfarte Agudo do Miocárdio em Pacientes com Classe Killip Avançada. ClassClin. Cardiol,; 23:751758.

Mongeon FP, Belisle P, Joseph L, et al. (2010): Adjunctive thrombectomy for acute myocardial infarction: a Bayesian meta-analysis. Circ Cardiovasc Interv. 3: 6-16..

Morishima I, Sone T, Okumura K, et al. (2000): Angiographic no-reflow phenomenon as a predictor of adverse long-term outcome in patients treated with percutaneous transluminal coronary angioplasty for first acute myocardial infarction. JACC; 36: 1202-1209.

Mozaffarian D, Benjamin EJ, Go AS, et al. (2016): Comité de Estatística da Associação Americana do Coração. Subcomité de Estatísticas do AVC. Atualização das estatísticas de doenças cardíacas e AVC-2016: um relatório da American Heart Association. Circulation. 133(4):e38-360.

Navarese EP, Frediani L, Kandzari DE, et al. (2021): Eficácia e segurança da epinefrina intracoronária versus tratamentos convencionais isolados em pacientes com IAMCST com refluxo coronário refratário durante ICP primária: o estudo observacional RESTORE. Catheterization and Cardiovascular Interventions.;97(4):602-11.

Nazir SA, Khan JN, Mahmoud IZ, et al. (2014): O ensaio REFLO-STEMI comparando adenosina intracoronária, nitroprussiato de sódio e terapia padrão para a atenuação do tamanho do infarto e obstrução microvascular durante a intervenção coronária percutânea primária: protocolo de estudo para um ensaio controlado randomizado. Trials; 15: 371.

Nazir SA, Khan JN, Mahmoud IZ, et al. (2016): The REFLOSTEMI (REperfusion Facilitated by LOcal adjunctive therapy in ST-Elevation Myocardial Infarction) trial: um ensaio clínico randomizado que compara a administração intracoronária de adenosina ou nitroprussiato de sódio com controlo para atenuação da obstrução microvascular durante a intervenção coronária percutânea primária. Efficacy Mech Eval (3): 9.

Ndrepepa G, Tiroch K, Keta D, et al. (2010): Factores preditivos e impacto da ausência de refluxo após intervenção coronária percutânea primária em doentes com enfarte agudo do miocárdio. Circ Cardiovasc Interv. 3: 27-33.

Neumann FJ, Sousa-Uva M, Ahlsson A, et al. (2019): Grupo de documentos científicos da ESC Diretrizes ESC/EACTS de 2018 sobre revascularização do miocárdio. Eur. Heart J. 40(2):87-165.

Niccoli G, Celestini A e Calvieri C (2013): Pacientes com obstrução microvascular após intervenção coronária percutânea primária mostram um estresse oxidativo persistente mediado por gp91phox (NOX2) após a reperfusão. Eur Heart J Acute Cardiovasc Care; 2: 379-88

Niccoli G, Scalone G e Lerman A. (2016): Obstrução microvascular coronária no infarto agudo do miocárdio. Eur Heart J; 37 (13): 1024-33

Niccoli G, Spaziani C, Marino M, et al. (2010): Effect of chronic aspirin therapy on angiographic thrombus burden in patients admitted for a first ST-elevation myocardial infarction. Am J Cardiol. 105: 587-91.

Nordmann AJ, Hengstler P, Harr T, et al. (2004): Clinical outcomes of primary stenting versus balloon angioplasty in patients with myocardial infarction: a meta-analysis of randomized controlled trials. Am J Med. 116(4):253- 262.

Pantsios C, Kapelios C, Vakrou S, et al. (2016): Effect of elevated reperfusion pressure on "no reflow" area and infarct size in a porcine model of ischemia- reperfusion. J Cardiovasc Pharmacol Ther. 21:405-11.

Parham WA, Bouhasin A, Ciaramita JP, et al. (2004): Coronary hyperemic dose responses of intracoronary sodium nitroprusside. Circulation. 109: 1236-43.

Parikh KH, Chag MC, Shah KJ, et al. (2007): Intracoronary boluses of adenosine and sodium nitroprusside in combination reverses slow/no- reflow during angioplasty: a clinical scenario of ischemic preconditioning. Can J Physiol Pharmacol. 85: 476-82.

Park SD, Lee MJ, Baek YS, et al. (2016): Randomised trial to compare a protective effect of Clopidogrel Versus TIcagrelor on coronary Microvascular injury in ST- segment Elevation myocardial infarction (CV-TIME trial). Eurointervention; 12(8):964-971.

Parodi G, Marcucci R, Valenti R, et al. (2011): Alta reatividade plaquetária residual após carga de clopidogrel e eventos cardiovasculares a longo prazo entre pacientes com síndromes coronárias agudas submetidos a ICP. JAMA. 306:121523.

Parsa CJ, Matsumoto A, Kim J, et al. (2003): A novel protective effect of erythropoietin in the infarcted heart. J Clin Invest. 112: 999-1007.

Pedersen F, Butrymovich V, Kelbaek H, et al. (2014): Causa de morte a curto e longo prazo em pacientes tratados com ICP primária para STEMI JACC; 64 (20): 2101-8.

Pena A, Collet JP, Hulot JS, et al. (2009): Can we override clopidogrel resistance? Circulation. 119: 2854-7.

Petronio AS, De Carlo M, Ciabatti N, et al. (2005): Remodelação do ventrículo esquerdo após angioplastia coronária primária em pacientes tratados com abciximab ou adenosina intracoronária. Am Heart J. 150: 1015.

Petronio AS, De Carlo M, Ciabatti N, et al. (2005): Remodelação do ventrículo esquerdo após angioplastia coronária primária em pacientes tratados com abciximab ou adenosina intracoronária. Am Heart J. 150:1015-1019.

Piana RN, Paik GY, Moscucci M, et al. (1991): Incidência e tratamento do "no-reflow" após intervenção coronária percutânea. Circulation. 89:2514-2518.

Pierrakos CN, Bonios MJ, Drakos SG, et al. (2011): Assistência mecânica por IABP contra-pulsação durante a reperfusão aumenta o fluxo sanguíneo coronário e atenua o fenómeno no-reflow: um estudo experimental. Artif Organs. 35: 867-74.

Piot C, Croisille P, Staat P, et al. (2008): Effect of cyclosporine on reperfusion injury in acute myocardial infarction. N Engl J Med. 359:473-81.

Plana JC, Galderisi M, Barac A, et al. (2014): Expert consensus for multimodality imaging evaluation of adult patients during and after cancer therapy: a report from the American Society of Echocardiography and the European Association of Cardiovascular Imaging. European HeartJournal-CardiovascularImaging . 1;15(10):1063-93.

Polimeni A, De Rosa S, Sabatino J, et al. (2016): Impacto da administração de adenosina intracoronária durante a ICP primária: uma meta-análise. Int J Cardiol. 203:1032-41.

Qiao J, Pan L, Zhang B, et al. (2017): Stent diferido versus stent imediato em pacientes com infarto do miocárdio com elevação do segmento ST: uma revisão sistemática e metanálise. J Am Heart Assoc. 6: e004838.

Rezkalla SH, Stankowski RV, Hanna J, et al. (2017): Gestão do fenómeno de não-refluxo no laboratório de cateterismo. J Am Coll Cardiol. 10:215-23.

Roberto M, Luigi PB, Victor M, et al. (2015): Recomendações para a Quantificação das Câmaras Cardíacas por Ecocardiografia em Adultos: An Update from the American Society of Echocardiography and the European Association of Cardiovascular Imaging. European Heart Journal - Cardiovascular Imaging. 16(3):233-71.

Roffi M, Patrono C, Collet JP, et al. (2016): 2015 ESC Guidelines for the management of acute coronary syndromes in patients presenting without persistent ST- segment elevation: Grupo de Trabalho para a Gestão de Síndromes Coronárias Agudas em Pacientes que se Apresentam sem Elevação Persistente do Segmento ST da Sociedade Europeia de Cardiologia (ESC). Eur Heart J; 37 (3): 267-315

Ross AM, Gibbons RJ, Stone GW, et al. (2005): A randomized, double-blinded, placebo- controlled multicenter trial of adenosine as an adjunct to reperfusion in the treatment of acute myocardial infarction (AMISTAD-II). JACC. 45: 1775-80.

Savi P, Labouret C, Delesque N, et al. (2001): P2Y12, um novo recetor plaquetário de ADP, alvo do clopidogrel. Biochem Biophys Res Commun. 283:379-83.

Sezgin AT, Sigirci A, Barutcu I, et al. (2003): Função endotelial vascular em pacientes com fluxo coronário lento. Coron Artery Dis; 14: 155-61.

Shaheen S, Wafa A, Mokarab M, et al. (2020): Apresentação, gestão e resultados do STEMI no Egito: resultados do Registro da Sociedade Europeia de Cardiologia sobre infarto do miocárdio com elevação do ST. The Egyptian Heart Journal. 72(1):1-0.

Sianos G, Papafaklis MI, Serruys PW (2010): Angiographic thrombus burden classification in patients with ST- segment elevation myocardial infarction treated with percutaneous coronary intervention. J Invasive Cardiol. 22:6-14.

Smith GL e Masoudi FA (2008): Renal impairment predicts long-term mortality risk after acute myocardial infarction. J Am Soc Nephrol. 19(1):141-150.

Soeda T, Higuma T, Abe N, et al. (2017): Morphological predictors for no reflow phenomenon after primary percutaneous coronary intervention in patients with ST- segment elevation myocardial infarction caused by plaque rupture. European Heart Journal-Cardiovascular Imaging. 18(1):103-10.

Stone GW e Peterson MA (2002): Impacto da perfusão miocárdica normalizada após angioplastia bem-sucedida no infarto agudo do miocárdio. JACC. 39(4):591-597.

Stone GW, Witzenbichler B, Guagliumi G, et al. (2008): Bivalirudin duringprimary PCI in acute myocardial infarction. N Engl J Med. 358(21):2218-2230.

Storey RF, Angiolillo DJ, Patil SB, et al. (2010): Inhibitory effects of ticagrelor compared with clopidogrel on platelet function in patients with acute coronary syndromes: the PLATO (PLATelet inhibition and patient Outcomes) PLATELET substudy. JACC; 56:1456-62.

Storey RF, Sanderson HM, White AE, et al. (2000): The central role of the P2Y12 recetor in amplification of human platelet activation, aggregation, secretion and procoagulant activity. Br J Haematol. 110: 925-34.

Su Q, Li L, Naing KA et al. (2014): Segurança e eficácia do nitroprussiato na prevenção do no-reflow durante a intervenção coronária percutânea: uma revisão sistemática. Cell Biochem Biophys. 68: 201-6.

Subherwal S, Bach RG, Chen AY, et al. (2009): Baseline risk of major bleeding in non-ST-segment-elevation myocardial infarction:

the CRUSADE (can rapid risk stratification of unstable angina patients suppress ADverse outcomes with early implementation of the ACC/AHA guidelines) bleeding score. Circulation; 119(14):1873-82.

Svilaas T, Vlaar PJ, van der Horst IC, et al. (2008): Aspiração de trombos durante a intervenção coronária percutânea primária. N Engl J Med. 358: 557-67.

Szummer K, Montez-Rath ME, Alfredsson J, et al. (2020): Comparação entre Ticagrelor e Clopidogrel em Pacientes Idosos com Síndrome Coronariana Aguda: Insights do Registro SWEDEHEART. Circulação 2020.

Thibault H, Piot C e Staat P (2008): Benefício a longo prazo do pós-condicionamento. Circulation. 117: 1037-44.

Thiele H, Schindler K, Friedenberger J, et al. (2008): Intracoronary compared with intravenous bolus abciximab application in patients with ST-elevation myocardial infarction undergoing primary percutaneous coronary intervention: the randomized Leipzig immediate percutaneous coronary intervention abciximab IV versus IC in ST-elevation myocardial infarction trial. Circulation. 118: 49-57.

Thomas MR, Outteridge SN, Ajjan RA, et al. (2015): Os inibidores de plaquetas P2Y12 reduzem a inflamação sistémica e os seus efeitos pró-trombóticos num modelo humano experimental. Arterioscler Thromb Vasc Biol. 35 (12): 256270.

Thygesen K, Alpert JS, Jaffe AS, et al. (2012): Grupo de Redação da Força-Tarefa Conjunta ESC/ACCF/AHA/WHF para a Definição Universal de Infarto do Miocárdio, Comitê ESC para Diretrizes de Prática: Terceira definição universal de enfarte do miocárdio. Eur Heart J. 33 (20): 2551-67.

Thygesen K, Alpert JS, Jaffe AS, Chaitman BR, Bax JJ, Morrow DA, White HD (2018): Grupo executivo em nome da Sociedade Europeia de Cardiologia (ESC)/Colégio Americano de Cardiologia (ACC)/Associação Americana do Coração (AHA)/Federação Mundial do Coração (WHF) Task Force para a definição universal de enfarte do miocárdio, J Am Coll Cardiol. 72(18):2231-2264.

Townsend N, Wilson L, Bhatnagar P, et al. (2016): Doença cardiovascular na Europa: atualização epidemiológica. Eur Heart J; 37 (42): 3232-45.

Van't Hof AW, Liem A, de Boer MJ, et al. (1997): Grupo de Estudo de Infarto do Miocárdio. Clinical value of 12-lead electrocardiogram after successful reperfusion therapy for acute myocardial infarction. The Lancet. 350(9078):615-9.

Vijayalakshmi K, Whittaker VJ, Kunadian B, et al. (2006): Prospective, randomized controlled trial to study the effect of intracoronary injection of verapamil and adenosine on coronary blood flow during percutaneous coronary intervention in patients with acute coronary syndromes. Heart. 92(9):1278-1284.

Wallentin L, Becker RC, Budaj A, et al. (2009): Ticagrelor versus clopidogrel em pacientes com síndromes coronárias agudas. N Engl J Med; 361:1045-57.

Wang X, Li X, Wu H, et al. (2019): Efeito benéfico do ticagrelor na perfusão microvascular em pacientes com infarto do miocárdio com elevação do segmento ST submetidos a uma intervenção coronária percutânea primária. Coron Artery Dis; 30(5):317-322.

Winter JL, Lindefjeld DS, Veas N, et al. (2014): Parâmetros angiográficos e eletrocardiográficos de reperfusão miocárdica em angioplastia de pacientes com infarto agudo do miocárdio com elevação de ST carregados com ticagrelor ou clopidogrel (MICAMI-TICLO trial). Cardiovascular Revascularization Medicine; 15(5): 284288.

Wiviott SD, Braunwald E, McCabe CH, et al. (2007): Prasugrel versus clopidogrel em pacientes com síndromes coronárias agudas. N Engl J Med. 357: 2001-15.

Wu K, Zerhouni E, Judd R, et al. (1998): Prognostic significance of microvascular obruction by MRI in patients with acute myocardial infarction. Circulation. 97:765-72.

Yetgin T, Uitterdijk A, Te Lintel HM, et al. (2015): A limitação do tamanho do enfarte e do no-reflow pela adenosina intracoronária depende criticamente da dose e da duração. JACC Cardiovasc Interv. 8: 1990-9.

Yusuf S, Zhao F, Mehta SR, et al. (2001): Effects of clopidogrel in addition to aspirin in patients with acute coronary syndromes without ST-segment elevation. N Engl J Med. 345: 494-502.

Zalewski J, Undas A, Godlewski J, et al. (2007): No reflow phenomenon after acute myocardial infarction is associated with reduced clot permeability and susceptibility to lysis. Arterioscler Thromb Vasc Biol. 27:2258-65.

Zhao S, Qi G, Tian W, Chen L, Sun Y. (2014): Effect of intracoronary nitroprusside in preventing no reflow phenomenon during primary percutaneous coronary intervention: a meta-analysis. J Interv Cardiol. 27: 35664.

Zhou H, He XY, Zhuang SW, et al. (2014): Preditores clínicos e processuais de no-reflow em pacientes com infarto agudo do miocárdio após ICP primária. World J Emerg Med. 5: 96-102.

الملخص العربى

التدخل التاجي الأولي عن طريق الجلد هو المعيار الذهبي لعلاج احتشاء عضلة القلب حيث انه يستعيد أنسجة عضلة القلب بنجاح في أكثر من ٩٠ ٪ من المرضى. ومع ذلك لا تزال هناك نسبة صغيرة من المرضى، الذين لا يزالون يظهرون ضعفا علنيا في تروية عضلة القل على الرغم من الافتتاح الناجح للشريان الإبيكاردي المرتبط بالحجشة وتسمى هذه الظاهرة عدم إعادة التدفق، يُرى عدم إعادة التدفق عادةً على الرغم من استعادة تدفق الشريان التاجي في الأوعية القلبيه نظرا لعدم تحسن سريان الدم فى الشعيرات الدمويه بسبب ارتفاع عبء الخثرة التى تنتشر بالشعيرات وعادة ما يتسبب في إصابة عضلة القلب التي تتداخل مع التئام عضلة القلب ولها تأثير سلبي على إعادة تشكيل البطين الأيسر .قد تحدث ظاهرة عدم التدفق قريبا بعد الانتهاء من التدخل التاجى الأولى فى غضون ساعه او ساعتين. يعتبر التعرف على عدم اعادة التدفق امرا ضروريا اذا حدث فى مختبر القسطرة. من الناحيه المثاليه يجب ألا يغادر المريض مختبر القسطرة ما لم تتم إعادة التدفق بشكل مرضى.

كان الهدف من هذه الدراسة هو مقارنة بين الكلوبيدوجريل و التيكاجريلور في مرضى احتشاء عضلة القلب الذين يعانوا من السكري من حيث تدفق الدم في الشرايين التاجية و خطر النزيف على المدى القصير.

تصميم الدراسة: التجارب السريرية العشوائية.

طريقة التوزيع العشوائي: التوزيع العشوائي البسيط باستخدام مولد الأرقام العشوائية.

اعتبارات أخلاقية:

تم شرح الاجراء لجميع المرضى كما تم أخذ موافقة خطية مستنيرة. التزمت الدراسة بجميع الاجراءات الخاصة بارشادات لجنة الأخلاقيات التابعة لمجلس المراجعة المؤسسية بكلية الطب بجامعة عين شمس.

إعداد الدراسة:

مرضى السكري الذين تقدموا إلى مستشفيات جامعة عين شمس يعانون من احتشاء عضلة القلب. تم اختيار المرضى الذين تم تشخيص إصابتهم بمرض احتشاء عضلة القلب يستوفون معايير التضمين عشوائياً لتلقي تيكاجريلور(150مريضاً) أو يتلقون كلوبيدوجريل (150مريضاً).

مدة الدراسة: ستة أشهر

أداة الدراسة والإجراء:

عند الدخول إلي غرفة الطوارئ، خضع جميع المرضي لما يلي:

- موافقة مسبقة.
- أخذ التاريخ: يشمل الاسم والعمر والجنس والعرق وحالة التدخين والسكري وارتفاع ضغط الدم والضعف الكلوي وتاريخ مرض الشريان التاجي وتاريخ الأدوية والتدخل التاجي السابق ووقت الاتصال الطبي الأول
- الفحص البدني: بما في ذلك البيانات الحيوية والفحص المحلي.
- رسم قلب.
- الفحوصات المخبرية: بما في ذلك سكر الدم العشوائي عند الدخول وفحوصات صورة الدم الكاملة واختبارات وظائف الكلى و الهيموجلوبين السكري. • نصف المرضى سوف تتلقى ٣٠٠ ملغ الأسبرين و ٦٠٠ ملغ كلوبيدوغريل والنصف الآخر سوف تتلقى ٣٠٠ ملغ الأسبرين و ١٨٠ ملغ تيكاجريلور. (10) • سيتم قبول المريض من أجل PCI الأولي الذي يتم إجراؤها بواسطة طبيب قلب تدخلي خبير يقوم بإجراء أكثر من ٧٥ PPCI سنويًا. • قبل إجراء الـ PCI ، تم الحصول على صور الأوعية التاجية القياسية اليمنى واليسرى مع ما لا يقل عن ٢ من أفضل النتوءات لكل مريض.
- يصنف عدد تدفق TIMI التدفق في الشرايين التاجية إلى الدرجة ٠ (بدون تدفق) ، الدرجة ١ (اختراق بدون نضح) ، الدرجة ٢ (نضح جزئي) أو الدرجة

٣ (نضح كامل). (11) • درجة أحمر الخدود في عضلة القلب تصنف التدفق في الشرايين التاجية إلى الدرجة ٠ مما يعني عدم وجود احمرار في عضلة القلب (أو كثافة تباين) أو احمرار (تلطيخ) مستمر من الدرجة الأولى ، أما الدرجة الثانية فتشير إلى أحمر الخدود المعتدل في عضلة القلب (أو كثافة التباين) ولكن أقل من ذلك الذي تم الحصول عليه أثناء تصوير الأوعية الدموية للشريان التاجي المقابل غير المرتبط بالاحتشاء ، الدرجة ٣ تعني أحمر الخدود الطبيعي.

- صنف عبء الجلطة الجيوغرافية على النحو التالي: الصف ٠: لا خثرة، الصف ١: الجلطة المحتملة، الصف ٢: البعد الأكبر للثروس هو قطر الشريان <، الصف ٣: البعد الأكبر >١/٢ إلى <٢ قطر الشريان، الصف ٤: البعد الأكبر >٢ قطر الشريان، الصف ٥: إجمالي انسداد الشريان بسبب الجلطات
- تم حساب خطر النزيف للدراسة باستخدام درجة خطر النزيف **CRUSADE** ، باستخدام مجموع الدرجات المرجحة من القيم السريرية والمختبرية عند القبول, تم تقسيم المرضى إلى خمسات خطرة استنادا إلى درجة **CRUSADE: ≤20** (منخفضة جدا) و ٢١-٣٠ (منخفضة) و ٣١-٤٠ (معتدلة) و ٤١-٥٠ (عالية) و ٥٠ > (عالية جدا).
- سيتم قبول جميع المرضى في وحدة العناية المركزة للمتابعة وسيقومون بإجراء مخطط صدى القلب لإنشاء خط **LVEF** الأساسي الذي سيتم تقييمه بواسطة وسيتم تقييم وظيفة مقلة العين ثنائية الأبعاد ووظيفة الجهد المنخفض عن طريق تتبع مخطط صدى القلب ثنائي الأبعاد.

التحليل الإحصائي:

تم جمع البيانات ومراجعتها وترميزها وإدخالها في الحزمة الإحصائية للإصدار ٢٠ من العلوم الاجتماعية كما تم القيام بما يلي: تم تقديم البيانات النوعية كرقم ونسبة مئوية بينما تم تقديم البيانات الكمية على أنها متوسطات وانحرافات ونطاقات معيارية. تم إجراء المقارنة بين مجموعتين مع البيانات النوعية باستخدام

اختبار Chi Square. تم إجراء المقارنة بين المجموعتين مع البيانات الكمية والتوزيع البارامترى باستخدام اختبار t المستقل. تم تعيين فاصل الثقة إلى ٩٥٪ وهامش الخطأ المقبول إلى ٥٪. لذلك ، تعتبر القيمة P مهمة على النحو التالي ٠.٠٥: غير معنوية ، P <0.05: معنوية ، P <0.01: ذات دلالة كبيرة.

نتائج البحث :

قد اظهرت النتائج أن استخدام عقار التيكاجريلور أدى إلى:

- زيادة ذات دلالة إحصائية عالية في سرعة تدفق الدم داخل الشريان و درجة ضخ الدم بالجدار.
- زيادة ذات دلالة إحصائية عالية في وظائف القلب الانقباضية.
- عدم زيادة خطر النزيف في المرضى عموما و في المرضى فوق سبعين عاما مقارنة بالمرضى الذين تناولوا عقار الكلوبيدوجريل.
- اظهرت الدراسة عدم وجود دلالة إحصائية في درجة المضاعفات ونسب الوفيات بين المجموعتين. استخلص الباحثون من هذه النتائج افضلية استخدام عقار التيكاجريلور قبل التدخل الأولي عن طريق القسطرة مما له من تأثير إيجابي قوي على سرعة تدفق الدم داخل الشريان و درجة ضخ الدم بالجدار. و نصح الباحثون بضرورة إجراء دراسات مكملة تتضمن أعداد أكبر من المرضى وتشمل متابعة لمدد أطول.

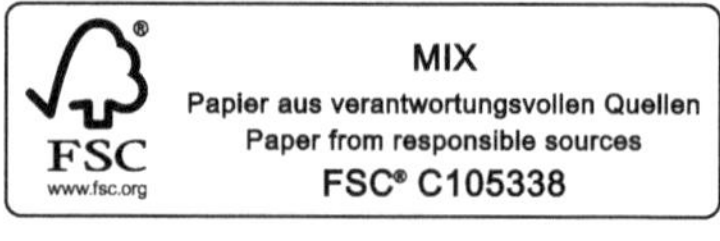

Printed by Books on Demand GmbH, Norderstedt / Germany